PROF. DR. KAI KOLPATZIK

DAS HANDBUCH DER FAMILIEN- GESUNDHEIT

Das Nachschlagewerk für Eltern

IMPRESSUM

Das Handbuch der Familiengesundheit

ISBN 978-3-9823369-0-9
PZN: 17549635

1. Auflage 2021
Isartal Health Media GmbH & Co. KG
Konradshöhe 1, 82065 Baierbrunn
Handelsregister: Amtsgericht
München HRB 217032
USt-ID-Nr. DE 299383716

© 2021 Isartal Health Media GmbH & Co. KG

Autor: Prof. Dr. Kai Kolpatzik mit redaktioneller Unterstützung
von KomPart Verlagsgesellschaft mbH & Co. KG
Redaktion: Dr. Nicole Lauscher, Dr. Silke-Heller-Jung und
Stefanie Roloff
Lektorat: Elke Schurr
Gestaltung: GROOTHUIS. Gesellschaft der Ideen
und Passionen mbH für Kommunikation und Medien,
Marketing und Gestaltung; groothuis.de
Bildbearbeitung: Lisa Zwirlein
Produktion: Angelika Emmert
Druck: Eberl & Kösel, Am Buchweg 1, 87452 Altusried

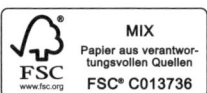

Vertrieb: Edel Verlagsgruppe
Edel Germany GmbH,
Neumühlen 17, 22763 Hamburg,
buchvertrieb@edel.com

Bildnachweis:
Umschlag: takasuu/iStock; simarik/iStock; kate_sept2004/
iStock
Umschlag und Innenteil: rambo182/iStock; fonikum/iStock
Innenteil: Halfpoint/iStock: 4, 50; Marcus Chung/iStock : 9;
RyanJLane/iStock: 18, 32; AsiaVision/iStock: 66; Sneksy/iStock:
78; vladm/iStock: 90; martin-dm/iStoc: 106; Linda Raymond/
iStock: 112; Ablozhka/iStock: 126; skynesher/iStock: 138

**Im Buch gelten sämtliche Personenbezeichnungen
gleichermaßen für alle Geschlechter: Auf die gleichzeitige
Verwendung der Sprachformen männlich, weiblich und
divers verzichten wir aus Gründen der besseren Lesbarkeit.**

GESUND BLEIBEN UND GESUND WERDEN sind zwei der zentralen Themen, die die Menschen in ihrem Lebenslauf begleiten. Zu (fast) jeder Gesundheitsfrage gibt es mittlerweile eine Fülle von Informationen: sowohl online als auch in verschiedenen Ratgebern, in Zeitschriften, in den sozialen Medien, im Freundes- und Familienkreis, von Ärzten und Krankenkassen. Trotzdem fällt es vielen Menschen schwer, passende, verständliche und zuverlässige Antworten auf ihre Gesundheitsfragen zu finden. Außerdem fehlt im turbulenten Familienalltag auch oft die Zeit, in Ruhe nach glaubwürdigen und verlässlichen Informationen zu suchen. Aber nur wer sich gut informieren kann, kann sich auch gut um seine Gesundheit und die seiner Familie kümmern.

Dieses Buch ist von Eltern für Eltern gemacht. Es soll Ihnen helfen, zielsicher und schnell vertrauenswürdige und zuverlässige Informationen zu vielen wichtigen Themen rund um das gesunde Aufwachsen Ihres Kindes zu finden. Die vorgestellten Websites, Blogs, Apps und Bücher sind sorgfältig ausgewählt und von Eltern und Fachleuten geprüft – damit Sie nicht lange suchen müssen, sondern sich gezielt und sicher informieren können.

Alles Gute für Sie und Ihr Kind!

Mehr Gesundheits-kompetenz durch verlässliche Informationen

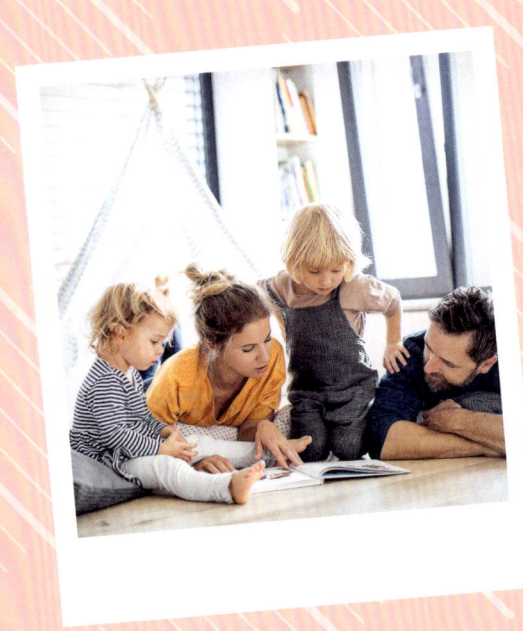

»Gesunde« Informationen – Gesunde Kinder

An Informationen rund um die Gesundheit herrscht kein Mangel. Verlässliches ist aber nicht leicht zu finden. Das ist ein Problem: Wer sich nicht ausreichend informieren kann, hat es viel schwerer, gute Entscheidungen für seine eigene oder die Gesundheit seiner Familie zu treffen.

Gibt man den Begriff »Gesundheit« bei Google ein, werden mehr als 400 Millionen Treffer angezeigt. Hinzu kommen unzählige Bücher, Broschüren, Zeitungs- und Zeitschriftenartikel, Filme, Videos sowie zunehmend auch Gesundheits-Apps. Durch die Digitalisierung ist der Zugang zu Gesundheitswissen deutlich einfacher geworden. Die gefundenen Trefferseiten gleichen jedoch oft einem Dschungel. Dass dort sogar sich widersprechende Gesundheitsinformationen direkt nebeneinander stehen, ist keine Seltenheit. Interessensgeleitete Informationen unklarer Herkunft und schwierig einzuschätzender Qualität sind ebenfalls an der Tagesordnung. Darum fällt es vielen Menschen schwer, qualitativ hochwertige Gesundheitsinformationen zu finden.

Informationen zu gesundheitlichen Fragen sollten aus einer unabhängigen, glaubwürdigen Quelle stammen. Im Idealfall sind sie leicht zu finden und gut verständlich, zuverlässig und vollständig, geschlechtergerecht und evidenzbasiert, also wissenschaftlich geprüft und nachgewiesen. Leider ist das allzu häufig nicht der Fall. Wissenschaftler an der Donau-Universität Krems in Österreich haben fast tausend Artikel zu gesundheitsbezogenen Fragen in Print- und Online-Medien untersucht. Mehr als die Hälfte der Berichte war stark übertrieben oder falsch, nur ein Zehntel war objektiv und zutreffend. Dabei machte es keinen Unterschied, ob die Texte kurz oder lang, online erschienen oder gedruckt worden waren.

Tricks und Täuschungen

Mitunter stecken handfeste wirtschaftliche Interessen dahinter, wenn zu Gesundheitsthemen bestimmte Behauptungen aufgestellt und verbreitet werden. Ein besonders anschauliches Beispiel dafür deckten amerikanische Forscher vor einigen Jahren auf. Sie konnten anhand historischer Unterlagen nachweisen, wie es der Zuckerindustrie in den USA in den 1960er-Jahren gelang, von den Risiken des Zuckerkonsums für die Herzgesundheit abzulenken und stattdessen bestimmten Fetten die Schuld in die Schuhe zu schieben.

1967 veröffentlichten hochrangige Wissenschaftler in einer angesehenen medizinischen Fachzeitschrift eine zusammenfassende Darstellung zu den damals bekannten Risiken und Einflussfaktoren für die Entstehung eines Herzinfarkts. Im Text wurden zwar alle bekannten Risikofaktoren, darunter auch ein hoher Zuckerkonsum, benannt. Doch in den abschließenden Empfehlungen war von den Gefahren des Zuckers keine Rede mehr. Stattdessen warnten die Autoren einseitig vor dem Verzehr von gesättigten Fettsäuren sowie cholesterinhaltigen Nahrungsmitteln und machten vor allem erhöhte Cholesterinwerte für einen Anstieg der Herzinfarktrate verantwortlich. Erst rund fünfzig Jahre später stellte sich heraus, dass die Autoren dieser Studie seinerzeit von der Zuckerindustrie bezahlt worden waren.

Falsche Informationen können unter Umständen Menschenleben gefährden. Im Zusammenhang mit der Corona-Pandemie warnte die Weltgesundheitsorganisation (WHO) vor gesundheitsbezogenen Fehlinformationen zu Covid-19, die sich vor allem in den sozialen Medien viral verbreiteten. Als Gegenmaßnahme richtete die WHO im März 2020 eine eigene Webseite ein, auf der sie in laienverständlicher Sprache gängige Corona-Mythen richtigstellte und mit Fakten widerlegte. Auch andere Faktencheck-Organisationen gehen gegen falsche oder irreführende Gesundheitsinformationen vor. Im deutschsprachigen Raum ist das zum Beispiel die Seite medizin-transparent.at in Österreich.

Unabhängig und glaubwürdig

Der Bedarf an verlässlichen, qualitätsgesicherten, laienverständlichen und leicht zugänglichen Gesundheitsinformationen ist groß. Aber wer kann und soll sie zur Verfügung stellen? Neben den Medien und der Wissenschaft sind hier auch die unterschiedlichen Berufsgruppen und Institutionen des Gesundheitswesens in der Pflicht, ihre Kommunikation mit ratsuchenden, gesundheitlich eingeschränkten Menschen zu verbessern.

Gleichzeitig ist es wichtig, auch die »Konsumenten« von Gesundheitsinformationen für die Suche nach und den Umgang mit gesundheitsbezogenem Wissen fit zu machen. Das Wissenschaftliche

Institut der Ortskrankenkassen und der AOK-Bundesverband haben 2014 erstmals bundesweit untersucht, wie gut die Menschen in der Lage sind, Gesundheitsinformationen zu finden, zu verstehen, zu bewerten und umzusetzen.

Alle diese Fähigkeiten werden unter dem Begriff »Gesundheitskompetenz« zusammengefasst. Das Ergebnis: Gut jeder Zweite hat Probleme im Umgang mit Gesundheitsinformationen, und dies über alle Bildungs- und Einkommensschichten hinweg. Vor allem das Finden und Bewerten von Gesundheitsinformationen fällt vielen besonders schwer.

Mehr wissen, gesünder leben

Studien zeigen, dass der Gesundheitszustand und die Gesundheitskompetenz eng zusammenhängen. Eine geringe Gesundheitskompetenz kann sich negativ auf die Gesundheit auswirken. Menschen mit höherer Gesundheitskompetenz tun mehr für ihre Gesundheit und fühlen sich gesünder. Menschen mit einer geringen Gesundheitskompetenz gehen dagegen öfter gesundheitliche Risiken ein, etwa indem sie rauchen.

Außerdem
— nutzen sie seltener Früherkennungsuntersuchungen und andere Präventionsangebote,
— sind körperlich und seelisch weniger gesund,
— gehen deutlich häufiger zum Arzt,
— müssen häufiger stationär in ein Krankenhaus aufgenommen werden,
— halten Behandlungsempfehlungen weniger gewissenhaft ein und
— haben ein erhöhtes Sterberisiko.

Eine geringe Gesundheitskompetenz macht es den Menschen schwer, sich gut um die eigene Gesundheit zu kümmern. Das hat auch Folgen für das Gesundheitswesen. Internationale Studien zeigen, dass eine niedrige Gesundheitskompetenz hohe zusätzliche Gesundheitskosten verursachen kann. Gesellschaftliches Ziel muss deshalb eine Steigerung der Gesundheitskompetenz sein.

Eltern haben viele Fragen

Für die »AOK-Familienstudie 2018« wurden bundesweit knapp 5.000 Familien mit Kindern zwischen vier und 14 Jahren zu ihrem Alltag und ihrer Gesundheit befragt. Auch hier gab etwa die Hälfte der Befragten an, Probleme im Umgang mit Gesundheitsinformationen zu haben. Etwa ein Viertel der befragten Eltern fand es schwierig, die Vertrauenswürdigkeit von Gesundheitsinformationen im Internet, in Büchern oder Zeitschriften richtig einzuschätzen. Drei von zehn Befragten fiel es schwer, auf der Grundlage von Informationen aus den Medien zu entscheiden, wie sie sich oder ihre Kinder vor Krankheiten schützen können.

Auch rund ums Thema Essen sind für zahlreiche Menschen viele Fragen offen. Bei einer Befragung von knapp 2.000 Erwachsenen im Auftrag des AOK-Bundesverbandes hatte 2020 jeder zweite Befragte Wissenslücken in Sachen Ernährung. Am schwersten fiel es den befragten Erwachsenen, anhand der Verpackungsangaben Lebensmittel miteinander zu vergleichen und sich für das gesündere zu entscheiden. Hier könnte ein verpflichtendes, laienverständliches Kennzeichnungssystem Abhilfe schaffen – zum Beispiel der Nutri-Score, der nach dem Ampelprinzip funktioniert: Bei Lebensmitteln mit ungesunder Nährstoffzusammenstellung zeigt er Rot, bei gesünderen Grün.

Der souveräne Umgang mit Gesundheitsinformationen im Internet und mit digitalen Gesundheitsangeboten wird mehr und mehr zu einer Schlüsselqualifikation für mündige Verbraucher. Wie gut die Menschen in Deutschland mit dieser Herausforderung zurechtkommen, hat die AOK 2020 in einer ersten bundesweit repräsentativen Befragung untersuchen lassen. Dabei zeigte sich, dass jeder zweite der insgesamt 8.500 Befragten nur über eine eingeschränkte digitale Gesundheitskompetenz verfügte. Am schwierigsten fanden es die Interviewten zu beurteilen, wie seriös die gefundenen Informationen waren und ob sie überhaupt auf sie persönlich zutrafen. Auch die Informationssuche selbst bereitete vielen Menschen Probleme.

»Saubere« Informationen für die Gesundheit

Die Fülle der verfügbaren Gesundheitsinformationen gleicht einem undurchschaubaren Dschungel. Die Einschätzung, welche davon vertrauenswürdig und welche durch kommerzielle oder andere Interessen beeinflusst sind, fällt vielen Menschen schwer.

In den vergangenen Jahrhunderten entschied der Zugang zu sauberem Wasser darüber, ob Seuchen entstehen und sich ausbreiten konnten. In manchen Weltregionen ist das bis heute so. Im 20. Jahrhundert brach die Ära der Hygiene an: Die Erkenntnis, dass sich mit gewissenhafter Sauberkeit viele Erkrankungen erfolgreich vermeiden lassen, rettete unzählige Menschenleben. In unserem Jahrhundert wird es entscheidend darauf ankommen, die Menschen mit »sauberen« Gesundheitsinformationen zu versorgen. Sie können dazu beitragen, die Gesundheit und die Lebensqualität zu erhalten und zu verbessern, das Leben mit chronischen Erkrankungen zu erleichtern sowie Komplikationen und schwerwiegende Krankheitsverläufe zu vermeiden.

Hier setzt dieses Buch an, indem es Eltern und Familien die Suche nach verlässlichen und qualitätsgesicherten Informationsquellen zur Gesundheit von Kindern und Jugendlichen erleichtert. Zu vielen Themen rund um das gesunde Aufwachsen von Kindern finden Mütter und Väter hier eine Auswahl von verlässlichen, vertrauenswürdigen und gut verständlichen Informationsquellen. Diese sorgfältig recherchierten Empfehlungen werden jeweils kurz und knapp vorgestellt. Hinweise auf aktuelle Studien, persönliche Erfahrungsberichte und kompakte Infos für die schnelle Orientierung runden die einzelnen Kapitel ab.

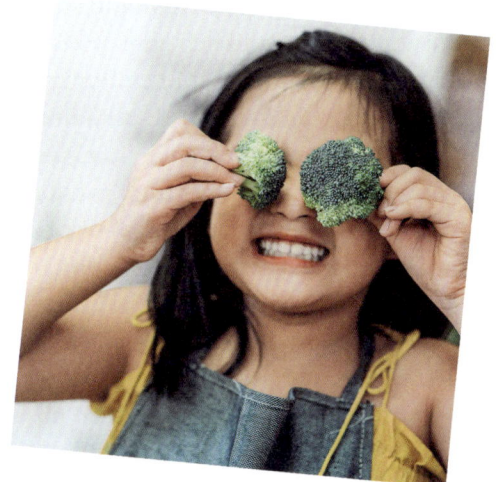

Was sind zuverlässige Informationen, und woran erkennt man sie?

Jeder profitiert von guten und verlässlichen, vollständigen und sachlich neutralen Gesundheitsinformationen, die den aktuellen Stand des Wissens widerspiegeln und sowohl geschlechtergerecht als auch laienverständlich sind.

Mit dem Begriff »Gesundheitsinformationen« sind viele unterschiedliche Informationen gemeint: Dazu zählt das allgemeine Wissen zur Gesundheit, aber auch Informationen zur Prävention, Gesundheitsförderung und Früherkennung. Auch krankheitsspezifische Informationen zur Diagnostik, Behandlung, Rehabilitation und Nachsorge von Erkrankungen, zur Pflege und zum Umgang mit Krankheiten sowie zu Bewältigungsstrategien fallen darunter. Außerdem zählen dazu Informationen, die das Navigieren, also die Orientierung in unserem komplexen Gesundheitssystem mit seinen vielfältigen Leistungen und Angeboten erleichtern.

Der Zugang zu guten Gesundheitsinformationen darf jedoch nicht vom Zufall abhängen. Um die Qualität derartiger Angebote sicher einschätzen zu können, brauchen die Nutzer klare Anhaltspunkte. Gleichzeitig müssen sich aber auch die Anbieter von Gesundheitsinformationen dazu verpflichten, entsprechende Qualitätsstandards einzuhalten. Immerhin haben dies bereits eine ganze Reihe von Akteuren und Institutionen ernst genommen und stellen entsprechende qualitätsgesicherte Informationen bereit.

Lange waren es vor allem Beiträge in Zeitschriften und Magazinen sowie in Ratgebern, Büchern und Broschüren, die zur Information und Entscheidungsfindung in Gesundheitsfragen herangezogen wurden. Auch Ratschläge aus dem familiären Umfeld und Freundeskreis sowie Gespräche mit dem Arzt oder der Ärztin spielten und spielen eine wichtige Rolle. In den letzten Jahren hat sich das Internet zu einer der wichtigsten Informationsquellen für Gesundheitsthemen entwickelt. Die nachstehend beschriebenen Qualitätsmaßstäbe, die an gesundheitsbezogene Informationen im Internet anzulegen sind, gelten dabei gleichermaßen auch für andere Informationsquellen.

Gezielte Online-Suche

Die Suche nach Gesundheitsinformationen im Internet beginnt für viele Menschen damit, einen Suchbegriff in eine Suchmaschine einzugeben. Die Reihenfolge der angezeigten Suchergebnisse sagt aber nichts über die Qualität der jeweiligen Seiten aus, denn Suchmaschinen sortieren die vorgeschlagenen Quellen nach eigenen Kriterien. Unter den zehn ersten Treffern findet sich häufig auch bezahlte Werbung. Dennoch begnügen sich viele Suchende mit dieser Vorauswahl. Besser ist es, sich mehr als die ersten zehn Treffer anzusehen und zu vergleichen, ob hinsichtlich bestimmter Kernaussagen eine Übereinstimmung vorliegt. Um sich eine Vorstellung von der Qualität einer bestimmten Website zu machen, kann man deren Namen auch zusammen mit dem Suchbegriff »Kritik« oder »Bewertung« in eine Suchmaschine eingeben. Die Kritiken anderer Nutzer sind zum Teil sehr erhellend.

Ein erfolgreicher Weg für die Informationssuche kann es auch sein, die Suche von vornherein auf einer verlässlichen und qualitätsgesicherten Website zu beginnen und den dort aufgeführten Links zu bestimmten Gesundheits- und Krankheitsthemen zu folgen. Webseiten, mit denen man bereits gute Erfahrungen gemacht hat, sollte man deshalb als Lesezeichen oder in seiner Favoritenliste speichern. Eine Auswahl qualitätsgesicherter und verlässlicher Seiten wird auf den Seiten 15-16 vorgestellt.

Vertrauenswürdige Websites erkennen

Die Unterscheidung von guten und schlechten Gesundheitsinformationen ist nicht einfach. Die Österreichische Plattform Gesundheitskompetenz hat eine Checkliste erstellt, mit deren Hilfe man die Qualität und Verlässlichkeit von schriftlichen Gesundheitsinformationen auf einer Website einschätzen kann. Sie umfasst zwölf Eigenschaften, die eine qualitativ gute Gesundheitsinformation auszeichnen (s. hintere Umschlaginnenseite und ausführlicher unter: oepgk.at
▶ Suche nach »Checklisten für Gute Gesundheitsinformation«). Die wichtigsten Aspekte kann man anhand der folgenden Leitfragen prüfen.

Wer steckt dahinter?

Die Anbieter von Gesundheitsinformationen im Internet haben höchst unterschiedliche Hintergründe. Hinter einem Portal können Fachleute oder Institutionen mit professioneller Verantwortung stehen, aber auch interessierte Laien, etwa aus der Selbsthilfe, oder kommerzielle Anbieter, die mit den bereitgestellten Informationen eigene Interessen verfolgen. Man sollte darum zunächst prüfen, wer die entsprechende Website betreibt und finanziert. Diese Informationen finden sich in der Regel unter der Rubrik »Über uns« oder »Kontakt« oder aber im Impressum. Seriöse Seiten nennen oft neben dem Betreiber und der Finanzierungsgrundlage auch die Namen und die Qualifikation der Autorinnen und Autoren. Ein kommerzieller Hintergrund ist zu vermuten, wenn genau neben den Texten Werbung zu passenden Produkten erscheint oder solche Produkte direkt über diese oder eine verlinkte Seite verkauft werden.

Ist die Seite aktuell?

Da sich wissenschaftliche Erkenntnisse ständig weiterentwickeln, sollte eine Website regelmäßig aktualisiert werden. Darum sollte man als Nutzer das Erstellungsdatum prüfen. Seriöse Seiten geben an, wie lange die Inhalte gültig sind und in welchen Abständen eine Aktualisierung erfolgt.

Werden die Quellen genannt?

Ein weiteres Qualitätsmerkmal ist es, wenn zumindest für die zentralen Aussagen am Ende des Textes Quellen angegeben werden. Wünschenswert sind auch Angaben zum Prozess der Texterstellung, wenn etwa neben der Einbindung von Fachexpertinnen und -experten auch Betroffene mitgewirkt haben.

Wie steht es mit dem Datenschutz?

Seriöse Seiten machen klare Angaben zum Datenschutz. Dies ist insbesondere wichtig, wenn persönliche Nutzerdaten übermittelt und verarbeitet werden, beispielsweise bei einer Anmeldung für einen Newsletter.

Nach der Prüfung dieser eher formalen Kriterien sollte man einen kritischen Blick auf die dargebotenen Inhalte werfen.

Wie werden die Informationen vermittelt?

Oft gibt schon die verwendete Sprache einen ersten Eindruck von der Seriosität der Inhalte: Ist sie sachlich und neutral oder sensationsheischend und marktschreierisch? Skepsis ist geboten bei Versprechungen wie einer »garantierten« Wirksamkeit oder einer Therapie »ohne Nebenwirkungen«. Seriöse Seiten schüren keine Ängste und bauen keinen Verkaufsdruck auf, indem sie Produkte als »nur in begrenzter Zahl« oder »nur für eine kurze Zeit« erhältlich anpreisen oder Begriffe wie »ganzheitliche Medizin« bei gleichzeitiger Abwertung der »Schulmedizin« verwenden.

Vertrauenswürdige Seiten zeichnen sich dadurch aus, dass zentrale Fachbegriffe und Fremdwörter erklärt werden. Sie informieren sachlich darüber, welche Vor- und Nachteile beispielsweise eine bestimmte Behandlung mit sich bringt, nennen alternative Therapien und klären über Nebenwirkungen auf. Ein weiteres Qualitätsmerkmal ist der Hinweis, dass die Informationen auf der Website nicht das Gespräch mit der Ärztin oder dem Arzt ersetzen.

Foren und Chats

Formate wie Chats und Foren sind bei gesundheitsbezogenen und medizinischen Fragestellungen sehr beliebt. Sie geben Nicht-Fachleuten die Möglichkeit, persönliche Erfahrungen auszutauschen. Die Qualität der hier vermittelten Gesundheitsinformationen ist jedoch auch kritisch und unter Vorbehalt zu betrachten: Zum einen äußern sich hier Laien, zum anderen kann es vorkommen, dass Personen, die nur vorgeben, Patienten zu sein, die Diskussion in eine bestimmte Richtung lenken oder verdeckt für bestimmte Produkte oder Behandlungen werben.

Apps auf Rezept

Seit dem Herbst 2020 können Ärztinnen und Ärzte in Deutschland »Apps auf Rezept« verschreiben. Doch während es für die qualitative Bewertung von Internetseiten bereits hilfreiche Empfehlungen gibt, stecken solche Ansätze im Bereich der Apps noch in den Kinderschuhen. Zwar prüft das Bundesinstitut für Arzneimittel und Medizinprodukte (BfArM) die »Apps auf Rezept«, doch ein echter Nutzen- oder Wirksamkeitsnachweis im Vergleich zu den bisherigen Therapien und Angeboten fehlt bisher. Bei den Angaben zum Datenschutz genügen derzeit die Selbstauskünfte der Antragsteller. Hier sind weitergehende Regelungen wünschenswert. Um die Güte einer gesundheitsbezogenen und medizinischen App einzuschätzen, kann man die oben skizzierten Anforderungen an gute Websites zu Hilfe nehmen.

Qualität im Netz

Bei der Suche nach vertrauenswürdigen Gesundheitsinformationen, insbesondere im Internet, bieten verschiedene Gütesiegel Nutzern Orientierung. Außerdem gibt es eine Reihe von qualitätsgesicherten Online-Portalen, die man zum Ausgangspunkt seiner Recherchen machen kann.

Seriöse Gütesiegel

Im Internet gibt es die unterschiedlichsten Zertifikate und Gütesiegel. Doch längst nicht alle sind seriös und frei von kommerziellen Interessen. Im Gesundheitsbereich gibt es einige aussagekräftige Zertifikate, die für die Einhaltung gewisser Mindeststandards hinsichtlich der Transparenz, Güte und Objektivität stehen. Sie geben zwar keine Garantie für inhaltliche Richtigkeit; ihr Vorhandensein auf einer Website bestätigt jedoch zumindest ein erkennbares Engagement des Anbieters für mehr Qualität. Die nachstehenden Zertifikate geben einen solchen Hinweis auf die Güte einer Website:

HONcode

Die Abkürzung HON steht für »Health On the Net«. Ziel dieser 1996 gegründeten gemeinnützigen internationalen Stiftung und Nichtregierungsorganisation ist es, die Bereitstellung nützlicher und zuverlässiger Gesundheitsinformationen im Internet zu fördern und ihre angemessene und effiziente Nutzung zu ermöglichen. Der HONcode, ein ethischer Verhaltenskodex für die Veröffentlichung von vertrauenswürdigen Gesundheitsinformationen im Internet, besteht aus einem Katalog von acht Qualitätsprinzipien: Sachverstand, Komplementarität (gemeint ist der Hinweis, dass die Inhalte kein Arztgespräch ersetzen), Datenschutz, Zuordnung zu Quellen, Belegbarkeit durch Nachweise, Transparenz, Offenlegung der Finanzierung sowie eine klare Trennung von Werbung und Inhalt. Die Einhaltung dieser Kriterien wird jährlich überprüft. Mittlerweile wurden weltweit insgesamt über 8.000 Websites zertifiziert. Auf der Seite www.hon.ch ist auch eine Toolbar verfügbar, die anzeigt, ob eine gesundheitsbezogene Website HONcode-zertifiziert ist oder nicht.

afgis – Aktionsforum Gesundheitsinformationssystem

2003 gründeten Organisationen, Unternehmen, Verbände und Einzelpersonen in Deutschland das Aktionsforum Gesundheitsinformationssystem (afgis) e. V., ein Qualitäts- und Qualifizierungsnetzwerk mit dem Ziel, die Qualität von Online-Gesundheitsinformationen zu fördern (afgis.de). Zu diesem Zweck wurden Standards entwickelt, die den Fokus auf die Barrierefreiheit, die Benutzerfreundlichkeit und die Verständlichkeit von Informationen legen. Eine eigens entwickelte Checkliste bietet Anbietern von digitalen Gesundheitsinformationen Orientierung beim Erstellen ihres Webangebots. Das Aktionsforum prüft Internetseiten anhand von zehn Transparenzkriterien und hinterlegt die Ergebnisse in einer anbieterunabhängigen Datenbank. Das afgis-Qualitätslogo für geprüfte Gesundheitsinformationen darf jeweils ein Jahr auf der Website geführt werden.

Stiftung Gesundheit

Die gemeinnützige Stiftung Gesundheit will die Transparenz im Gesundheitswesen fördern und Verbrauchern eine praktische Orientierungshilfe an die Hand geben. Unter anderem prüft und zertifiziert die Stiftung Ratgeberliteratur und Websites.

Das entsprechende Gütesiegel signalisiert Verbrauchern, dass die jeweiligen Inhalte verlässlich und verständlich sind. Um dieses Siegel zu erhalten und führen zu dürfen, müssen Websites insgesamt 150 Kriterien erfüllen. Es ist für ein Jahr gültig und bedarf dann einer erneuten Zertifizierung.

Empfehlenswerte Websites

Die nachstehend beschriebenen vertrauenswürdigen Websites gewährleisten einen direkten Zugang zu objektiven und verlässlichen Gesundheitsinformationen, ohne einen Umweg über die mehr oder weniger stark von kommerziellen Interessen geprägten einschlägigen Suchmaschinen nehmen zu müssen.

www.gesundheitsinformation.de
Das Institut für Qualität und Wirtschaftlichkeit im Gesundheitswesen (IQWiG) leistet mit diesem Portal verlässliche und verständliche Aufklärung über zahlreiche Gesundheits- und Krankheitsthemen.

www.patienten-information.de
Im Auftrag der Bundesärztekammer und der Kassenärztlichen Bundesvereinigung stellt das Ärztliche Zentrum für Qualität in der Medizin auf dieser Website nützliche Informationen zu Krankheiten sowie laienverständliche Versorgungsleitlinien bereit.

www.igel-monitor.de
Diese Seite bringt Transparenz in den Markt der Individuellen Gesundheitsleistungen (IGeL) und informiert sachlich über Nutzen und Schaden diverser Selbstzahler-Leistungen.

www.washabich.de
Seit mehr als zehn Jahren übersetzen Medizinstudierende und Ärzte eingesandte medizinische Befunde kostenlos in eine laienverständliche und patientengerechte Sprache.

www.gutepillen-schlechtepillen.de
Die Gemeinnützige Gesellschaft für unabhängige Gesundheitsinformationen will mit diesem Internetportal und einer gleichnamigen Zeitschrift Gesunden und Kranken helfen, ihre Gesundheit zu erhalten sowie wirksame und möglichst verträgliche Arzneimittel auszuwählen. Für ein geringes Entgelt gibt es Themenpakete zu den Themen »Schwangerschaft und Stillzeit« und »Baby und Kleinkind«.

www.krebsinformationsdienst.de
Mit dem Deutschen Krebsforschungszentrum im Hintergrund bietet diese Website Patienten und Angehörigen verlässliche Informationen und individuelle Beratung zum Thema Krebs und Vorbeugung.

www.gesund.bund.de
Das Informationsportal des Bundesministeriums für Gesundheit wird ständig fortentwickelt und stellt verlässliche, fachlich fundierte Informationen zu Krankheiten, Therapien, Pflege und gesunder Lebensführung bereit.

www.bzga.de
Die Bundeszentrale für gesundheitliche Aufklärung (BZgA) als obere Bundesbehörde im Geschäftsbereich des Bundesministeriums für Gesundheit informiert über viele Themen zur Gesundheitsvorsoge und -erhaltung und unterhält auch die Website www.kindergesundheit-info.de.

www.wissenwaswirkt.org
Dieser Blog des internationalen Netzwerks Cochrane bereitet den aktuellen Stand der wissenschaftlichen Forschung in Medizin und Gesundheit für Verbraucher verständlich auf.

www.medizin-transparent.at
Ein Expertenteam unterzieht gesundheitsbezogene Behauptungen aus Medien, Werbung und Internet einem gründlichen Faktencheck – auch auf Anfrage von Verbrauchern. Das wissenschaftlich fundierte Ergebnis wird in leicht verständlicher Sprache auf der Website veröffentlicht.

Wie nutze ich dieses Buch?

Dieses Buch soll als Wegweiser zu verlässlichen und gesicherten Informationsquellen rund um die Kindergesundheit dienen. Ziel ist es, das gesunde Aufwachsen von Kindern, das Wohlbefinden der Eltern und die Lebensqualität der Familien zu fördern und zu verbessern.

Die digitale Gesundheitskompetenz der Eltern soll gestärkt werden, sodass sie das Internet und digitale Informationsquellen künftig noch besser und sicherer nutzen und vertrauenswürdige Webseiten noch leichter von kommerziellen oder unseriösen Angeboten unterscheiden können.

Kurze, informative Einleitungstexte stellen die einzelnen Themengebiete vor. Daran schließen sich jeweils Kurzportraits ausgewählter Quellen an. Querverweise zu anderen, thematisch verwandten Kapiteln ermöglichen eine vertiefte Auseinandersetzung mit einzelnen Aspekten. Alle vorgestellten Websites, Blogs, Apps, Bücher und Filme wurden sorgfältig ausgewählt und geprüft. Dabei wurde auch darauf geachtet, Webseiten auszuwählen, die voraussichtlich lange und mit guter Qualität verfügbar sein werden. Dies schließt jedoch nicht aus, dass manche Inhalte im Laufe der Zeit verändert oder Websites umstrukturiert werden.

Wird bei Websites auf bestimmte Unterseiten verwiesen, ist ein Klick-Pfad angegeben, der Schritt für Schritt zu der entsprechenden Information führt. Sollte dieser nicht mehr zum Ziel führen, besteht die Möglichkeit, das entsprechende Stichwort in die Suchfunktion auf der Startseite einzugeben. Weiterhin besteht jeweils auch die Möglichkeit, die Stichwörter in eine Suchmaschine einzugeben.

Vom ersten Lebensjahr bis zum Teenager-Alter

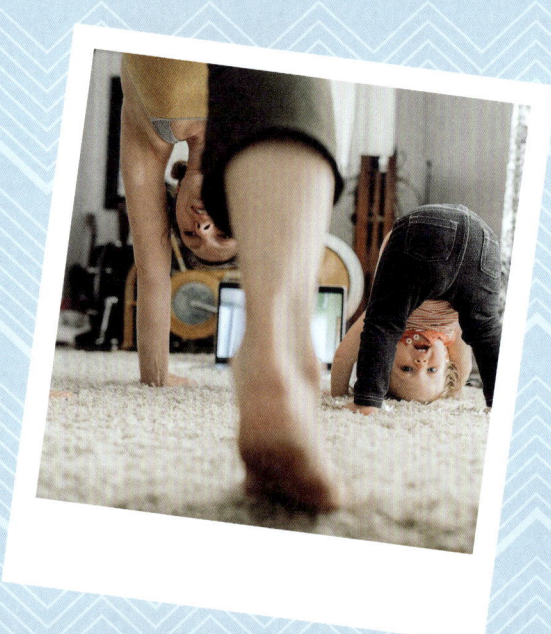

DAS ERSTE LÄCHELN, DAS ERSTE WORT, die ersten Schritte, der erste Schultag – solche Meilensteine markieren wichtige Etappen in der Kindheit und Jugend. Diese Entwicklung mitzuerleben, ist aufregend und spannend. Manchmal stellen sich Mütter und Väter aber auch die Frage, ob ihre Tochter oder ihr Sohn sich altersgemäß entwickelt – vor allem dann, wenn andere, gleichaltrige Kinder vielleicht schon einen Schritt weiter sind. Oft sind diese Sorgen unbegründet: Jedes Kind ist anders und entwickelt sich in seinem individuellen Tempo. Online und in Buchform gibt es diverse Tabellen und Übersichten zu den Fähigkeiten und Kompetenzen, die Kinder und Heranwachsende bis zu einem bestimmten Alter üblicherweise erworben haben. Diese können Eltern dabei helfen, die Entwicklung ihres Kindes einzuschätzen. Der Kinderarzt behält bei den regelmäßigen Vorsorgeuntersuchungen (▶ Seite 42) die gesunde Entwicklung des Kindes im Blick und ist bei allen Sorgen oder Fragen der richtige Ansprechpartner.

Schwangerschaft und Geburt

Wenn sich Nachwuchs ankündigt, brechen für die werdenden Eltern aufregende Zeiten an. Vom ersten Tag der Schwangerschaft bis zur Geburt vergehen rund vierzig Wochen, in denen das Kind allmählich heranwächst. Auch der mütterliche Organismus macht in dieser Zeit starke Veränderungen durch und bereitet sich auf die Geburt vor. Im Verlauf der Schwangerschaft überwiegen meist Vorfreude und Erwartung, doch mitunter plagen werdende Eltern auch Unsicherheit, Zweifel und Sorgen. Vor allem beim ersten Kind haben Schwangere viele Fragen: Ist alles in Ordnung? Was darf ich noch? Worauf muss ich achten? Wächst mein Kind gesund heran? Was ist normal, was nicht? Die regelmäßigen Vorsorgeuntersuchungen in der Schwangerschaft sind eine gute Gelegenheit, Bedenken mit der Frauenärztin oder dem Frauenarzt zu klären. Auch im Geburtsvorbereitungskurs und im Gespräch mit einer Hebamme können werdende Eltern viele offene Fragen klären – und die Schwangerschaft dann umso unbeschwerter genießen.

Gut zu wissen
Welche Medikamente können Schwangere und Stillende unbesorgt einnehmen, welche nicht? Zuverlässige Informationen zu über 400 Arzneimitteln stellt das Pharmakovigilanz- und Beratungszentrum für Embryonaltoxikologie der Charité – Universitätsmedizin Berlin online oder als App bereit.

Mehr Infos unter embryotox.de

familienplanung.de
Das Angebot der Bundeszentrale für gesundheitliche Aufklärung gibt Antworten auf häufig gestellte Fragen rund um Schwangerschaft und Geburt. Außerdem stellt es qualitätsgesicherte Informationen zu weiteren Themen wie Kinderwunsch und Pränataldiagnostik bereit. Hilfreich sind auch das Lexikon der wichtigsten Fachbegriffe und eine Datenbank mit den Adressen von über 1.500 Familien- und Schwangerschaftsberatungsstellen.

schwangerundkind.de
Auf dieser informativen Webseite können werdende Eltern nachlesen und sehen, wie sich ein Kind im Mutterleib von Woche zu Woche entwickelt, wie groß es wann ist und was es schon alles kann. Außerdem finden sie hier Wissenswertes rund um die Schwangerschaft und eine gesunde Ernährung für Mutter und Kind. Hinter der Seite steht der bekannte Kinder- und Jugendmediziner Prof. Berthold Koletzko, der an der Ludwig-Maximilians-Universität München lehrt.

hebammenblog.de
Die Berliner Hebamme Jana Friedrich, selbst Mutter zweier Kinder, teilt auf dieser Seite ihr Wissen und ihre Erfahrungen aus mehr als zwanzig Jahren Berufserfahrung. Unter anderem gibt sie Tipps, wie sich typische Schwangerschaftsbeschwerden mildern lassen, und Ratschläge für eine schöne Geburt.

»AOK Schwanger«
Die App »AOK Schwanger – Gesund leben« bietet viele nützliche Funktionen für werdende Mütter, von der Terminerinnerung über hilfreiche Checklisten bis hin zu einem videobasierten Bewegungstraining. Die Startseite lässt sich individuell anpassen. Die werbefreie App ist kostenlos für iOS und Android erhältlich.

Neugeborenes und Säugling (0–1 Jahr)

Für die Entwicklung des Babys ist es ideal, wenn es die empfohlenen sechs Monate lang gestillt wird. Klappt das nicht auf Anhieb, ist die Unterstützung einer Hebamme oder einer Stillberaterin hilfreich. In den ersten Lebensmonaten entwickelt sich das Kind unglaublich schnell. Ist der Säugling auf einmal quengelig und weint viel, kann das auf einen bevorstehenden Entwicklungsschub hindeuten. Schreit und weint ein Baby Tag und Nacht sehr häufig und lange, kann das eine echte Zerreißprobe für die Nerven der Eltern sein. In diesen Fällen ist es wichtig, sich frühzeitig Hilfe und Unterstützung zu holen. Vielleicht können Freunde oder Großeltern stundenweise einspringen? Häufig wissen auch die Hebamme oder der Kinderarzt Rat. In etlichen Kliniken gibt es spezielle Schreiambulanzen. Das Netzwerk Frühe Hilfen unterstützt Familien in belastenden Lebenssituationen mit verschiedenen kostenlosen Angeboten.

Gut zu wissen
Die Seite des Nationalen Zentrums Frühe Hilfen (NZFH) bündelt Infos, Beratung und Hilfe zur Krisenbewältigung für ratsuchende Eltern. Sie warnt eindringlich davor, ein Baby zu schütteln, gibt Beruhigungs-Tipps für Schreibabys und ermöglicht eine Online-Suche nach Schreiambulanzen.

Mehr Infos unter elternsein.info ▸ Schreien und elternsein.info ▸ Schütteln

ane.de

Der Arbeitskreis Neue Erziehung begleitet Eltern von der Geburt bis zum achten Lebensjahr mit insgesamt 46 Newslettern, die jeweils passend zum Lebensalter zugesandt werden – im ersten Lebensjahr monatlich. Auf der Webseite können Eltern prüfen, ob ihre Heimatgemeinde zu den gut 300 Kommunen gehört, die die Kosten für das Abonnement übernehmen. Der Arbeitskreis bietet auch eine kostenpflichtige Video-DVD mit insgesamt sechs Filmen zu Themen rund ums Baby an.

—————

Mehr Infos unter ane.de ▸ Elternbriefe. Einige Angebote sind auch in Leichter Sprache oder in verschiedenen Fremdsprachen erhältlich.

kindergesundheit-info.de

Stillen bietet dem Säugling nicht nur eine optimale Ernährung, sondern auch jede Menge Nestwärme und wertvolle Unterstützung für sein Immunsystem. Die Bundeszentrale für gesundheitliche Aufklärung informiert auf ihrem Portal über die Vorteile des Stillens und gibt Hilfestellung bei Stillproblemen sowie beim Abstillen. Ernährungstipps für die Stillzeit runden das Infoangebot ab.

—————

Mehr Infos unter kindergesundheit-info.de ▸ Themen ▸ Ernährung ▸ Stillen

baby-und-familie.de

Das Webportal des Wort & Bild Verlages bündelt viele nützliche und verlässliche Informationen, unter anderem über das erste Lebensjahr des Babys. Wichtige Entwicklungsschritte werden anschaulich beschrieben. Interessierte Eltern können auch einen kostenlosen Newsletter bestellen.

—————

Mehr Infos unter baby-und-familie.de ▸ Entwicklung

Oje, ich wachse!

Die App zu dem bekannten gleichnamigen Ratgeber-Buch zeigt wichtige Meilensteine der Kindesentwicklung an und soll Eltern helfen, die einzelnen Entwicklungsschritte ihres Babys zu erkennen, zu verstehen und liebevoll zu begleiten. Die kostenpflichtige App ist für iOS und Android erhältlich.

Kleinkindalter
(2–3 Jahre)

K aum haben sie laufen gelernt, machen sich Kleinkinder auf ihren anfangs noch wackligen Beinen auf, um die Welt zu entdecken. Es ist ratsam, sie dabei gut im Auge zu behalten und potenzielle Gefahrenquellen (▶ Seite 62) im heimischen Umfeld möglichst zu entschärfen. Kleinkinder brauchen viel Zuwendung, um furchtlos neue Dinge auszuprobieren und neue Fertigkeiten zu entwickeln: Bälle fangen, Treppen steigen – die motorischen Fortschritte in diesem Lebensabschnitt sind enorm. Mit dem Bewegungsradius vergrößert sich auch die Selbstständigkeit des Kindes. Es entdeckt seinen eigenen Willen und kann, auch dank seiner wachsenden sprachlichen Fähigkeiten, seine Wünsche und Bedürfnisse immer deutlicher ausdrücken. Mit dem Eintritt in den Kindergarten entwickeln sich auch neue soziale Kompetenzen (▶ Seite 44). Das Kind lernt, neue Kontakte zu knüpfen, sich außerhalb seines familiären Umfelds zu behaupten und sich in eine größere Gruppe einzufügen.

Wenig Zeit?
In mehreren Sprachen bietet die Bundeszentrale für gesundheitliche Aufklärung ihre kostenlose Sammelmappe mit dem Titel »KURZ.KNAPP.« an. Neun Faltblätter zu unterschiedlichen Themen fassen wichtige Infos für die Eltern von Babys und Kleinkindern zusammen.

Download oder Bestellung unter bzga.de ▶ Infomaterialien
▶ Kinder- und Jugendgesundheit ▶ KURZ.KNAPP.

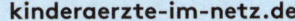

kinderaerzte-im-netz.de

Die Webseite des Berufsverbandes der Kinder- und Jugendärzte beschreibt die Entwicklung im zweiten und dritten Lebensjahr und klammert dabei Themen wie das Fremdeln oder die einsetzende Trotzphase nicht aus. Tipps zu Gesundheit und Ernährung, Empfehlungen zu Bewegung und Förderung sowie Texte über Erziehungsstile und Strategien gegen Ärger runden das Angebot ab.

Mehr Infos unter kinderaerzte-im-netz.de
▸ Altersgruppen ▸ Kleinkinder

stiftungnetz.ch

Ein schweizerisches Frühförderzentrum gibt hier einen kurzen, nach Jahren gegliederten Überblick über wichtige Entwicklungsschritte in den ersten Lebensjahren. Die Eltern erhalten zudem Hinweise auf Auffälligkeiten, die der Abklärung bedürfen.

Mehr Infos unter stiftungnetz.ch
▸ Infomaterial

kleineWeltentdecker-App

Die App, die am Lehrstuhl für Entwicklungspsychologie der Universität Zürich entwickelt wurde, soll Eltern dabei unterstützen, die Entwicklung ihrer Kinder zu begleiten. Sie beschreibt Entwicklungsschritte und Fördermöglichkeiten, erklärt Begriffe und bietet eine Tagebuchfunktion mit Fotos. Die Nutzer beantworten Fragen zur Entwicklung des Kindes, ihre Antworten werden zu Forschungszwecken anonymisiert ausgewertet. Die Anwendung ist für iOS und Android kostenfrei erhältlich.

geborgen-wachsen.de

Die Diplompädagogin und dreifache Mutter Susanne Mierau will mit ihrem Blog Verständnis für kindliche Bedürfnisse wecken. Das Elternlexikon auf ihrer Website liefert lesenswerte Texte zu unterschiedlichsten Themen rund ums Kind.

Kindergartenkind (3–6 Jahre)

D ie klassische Trotzphase beginnt meist gegen Ende des zweiten Lebensjahres und dauert bis zum Ende des vierten. Diese Zeit ist auch für das Kind kein Zuckerschlecken. Eltern sollten ihre Kinder liebevoll und geduldig begleiten, wenn der Nachwuchs zwischen dem Bedürfnis nach Geborgenheit und dem wachsenden Wunsch nach Autonomie hin- und hergerissen ist. Im Rückblick sagen übrigens viele Eltern, dass sie die Zeit zwischen dem dritten und dem sechsten Lebensjahr als besonders schön und intensiv erlebt haben, weil ihre Kinder nun immer mehr zu eigenen kleinen Persönlichkeiten heranwachsen. Die Kinder haben jetzt viele Fragen und wollen den Dingen auf den Grund gehen. Sie möchten oft mithelfen und brauchen das Gefühl, dazuzugehören. In Rollenspielen erproben sie spielerisch, sich in andere Menschen hineinzuversetzen. Kindergartenkinder lieben Geschichten: Beim Vorlesen (▶ Seite 46) tanken sie Nähe, entfalten ihre Fantasie und erweitern ganz nebenbei ihr Wissen und ihren Wortschatz.

Gut zu wissen
Krabbeln, rennen, Dreirad fahren: Ein ansprechend gestaltetes Plakat der Bundeszentrale für gesundheitliche Aufklärung (BZgA) zeigt wichtige Etappen der motorischen Entwicklung vom Babyalter bis zum sechsten Lebensjahr.

Das Plakat kann kostenlos bestellt werden unter bzga.de ▶ Infomaterialien ▶ Kinder-und-Jugendgesundheit ▶ Suche nach dem Stichwort »Körpermotorik«

vaterfreuden.de
Im Kindergartenalter spielt bei vielen Kindern der Papa eine zunehmend wichtige Rolle. Diese Seite, die sich ausdrücklich an Väter richtet, bietet kurze, lebensnahe Infotexte zu wichtigen Themen rund ums Kind in unterschiedlichen Lebensaltern und spart dabei auch Problematisches wie nächtliches Bettnässen oder Trennungsängste nicht aus.

––––––––––

Mehr Infos unter vaterfreuden.de
▸ Vaterschaft ▸ Kleinkind (1-5 Jahre)

seelisch-gesund-aufwachsen.de
Die Deutsche Liga für das Kind hat zusammen mit Partnern zehn Merkblätter und Filme in mehreren Sprachen zum Thema »Seelisch gesund aufwachsen« entwickelt. Die Materialien orientieren sich an den Früherkennungsuntersuchungen U1 bis U9, die in den ersten sechs Lebensjahren des Kindes durchgeführt werden.

Fairbindung: Erziehungs-Coach
Die App, die von Systemischen Therapeuten entwickelt wurde, soll Eltern von Kindern bis zu zwölf Jahren bei alltäglichen Erziehungsfragen und -problemen begleiten. Virtuelle Therapeuten begleiten die Nutzer durch Online-Coachings. Die App ist für iOS und Android kostenlos verfügbar, In-App-Käufe sind möglich.

Das Trotzkopfalter
Die Autorin – Diplom-Psychologin, Psychotherapeutin und Mutter – erklärt in diesem Buch, wie es zu typischen Trotzreaktionen kommt und wie Eltern angemessen und gelassen damit umgehen. Konkrete Beispiele und praktische Tipps machen den Band zu einem echten Ratgeber.

––––––––––

Doris Heueck-Mauß: Das Trotzkopfalter: Der Ratgeber für Eltern von 2- bis 6-jährigen Kindern. Der richtige Umgang mit kindlichen Emotionen. Das Erziehungs-ABC mit Tipps und Strategien. Hannover: humboldt Verlag

Schulkind (6–12 Jahre)

Viele Kinder können ihren ersten Schultag kaum erwarten, andere gehen die neuen Herausforderungen vielleicht eher etwas beklommen an. Mit dem Start in den Schulalltag beginnt für Kinder und Eltern ein neuer Lebensabschnitt. Der Nachwuchs muss nun noch einmal selbstständiger werden, seinen Platz im Mikrokosmos Schule finden und sich mit zahlreichen von außen vorgegebenen Regeln arrangieren. Die wachsenden Leistungsanforderungen können ein Kind ganz schön unter Druck setzen. Umso wichtiger ist es, dass die Eltern ihm unterstützend und ermutigend zur Seite stehen, Probleme (▶ Seite 90) ernst nehmen, auf die Bedürfnisse des Kindes eingehen und auf einen gesunden Ausgleich zum Schulalltag achten. Sport und Bewegung machen den Kopf frei und sorgen für mehr Ausgeglichenheit. Auch Hobbys und gemeinsame Unternehmungen tun Kindern gut. Dabei sollte man darauf achten, dass der kindliche Terminkalender nicht zu voll wird – freie Nachmittage, die das Kind selbst gestalten und an denen es zur Ruhe kommen kann, sind sehr wichtig.

Gut zu wissen
Der Fachverband Bundeskonferenz für Erziehungsberatung e. V. bietet Eltern die Möglichkeit, sich bei Erziehungsproblemen online mit anderen Eltern auszutauschen oder persönliche Probleme und Fragen direkt mit einem qualifizierten Berater zu erörtern.

Mehr Infos unter eltern.bke-beratung.de

baer.bayern.de

Das Bayerische Landesjugendamt unterstützt Eltern mit einem fundierten Online-Erziehungsratgeber. Die Seite bietet unter anderem einen gut verständlichen Überblick über die Entwicklungen in unterschiedlichen Lebensphasen, so auch über das Grundschulalter. Nützliche Links ermöglichen es den Nutzern, einzelne Themen zu vertiefen.

———————

Mehr Infos unter baer.bayern.de
▸ Entwicklung von 0 bis 18 ▸ Das Schulkind
▸ Die Entwicklung des Schulkindes

jetzt-schulkind.de

Die Diplom-Pädagogin Dr. Birgit Ebbert betreibt diesen Blog für Eltern rund um das Thema Einschulung mit Unterstützung des Lingen Verlages, für den sie auch Kinderbücher und Lernhilfen verfasst.
Das Themenspektrum reicht von der Förderung der Schulfähigkeit bis zu Tipps für den Schulalltag. Die Seite ist eine wahre Fundgrube für Lernspiele, Bastelprojekte und Lernmaterial zum Selbermachen.

kinderaerzte-im-netz.de

Die Webseite des Berufsverbandes der Kinder- und Jugendärzte beschreibt die Entwicklung im Schulkindalter einfühlsam und detailliert, geht auf besondere Herausforderungen, Erziehungsfragen und Schulprobleme ein und liefert hilfreiche Gesundheitstipps.

———————

Mehr Infos unter
kinderaerzte-im-netz.de
▸ Altersgruppen ▸ Schulkinder

dksb.de

Mit seinem Kursangebot »Starke Eltern – starke Kinder®« unterstützt der Deutsche Kinderschutzbund Eltern dabei, den Familienalltag gelassener und souveräner zu meistern. Das begleitende Handbuch »Stärkung der psychischen Gesundheit von Kindern und Jugendlichen im Rahmen des Elternbildungsprogramms Starke Eltern – Starke Kinder®« enthält auch ein sehr informatives Kapitel zur emotionalen, sozialen und kognitiven Entwicklung in der mittleren Kindheit.

———————

Das Handbuch steht zum kostenlosen Download bereit unter dksb.de ▸ Unsere Arbeit ▸ Bundeseigene Projekte & Angebote ▸ Starke Eltern – Starke Kinder®

Teenager

Die Pubertät ist eine Zeit tiefgreifender Veränderungen. Aus Kindern werden junge Erwachsene. Der Organismus beginnt damit, Sexualhormone zu produzieren. Der Körper verändert sich, die Geschlechtsorgane reifen heran (▶ Seite 114). Heranwachsende fühlen sich in dieser Zeit zum Teil unbehaglich und fremd in ihrem Körper. Auch sonst ist nun vieles im Umbruch. Die Teenager durchlaufen eine Achterbahn der Gefühle, plötzliche Stimmungsumschwünge sind an der Tagesordnung. Im einen Augenblick wirken die Heranwachsenden schon erstaunlich reif, im nächsten sind sie mürrisch, gereizt, rebellisch – oder aber überraschend anlehnungsbedürftig. Die Jugendlichen nabeln sich von ihren Eltern ab. Das geht meist nicht ohne Auseinandersetzungen und Reibereien vonstatten. Umso wichtiger ist es, dass Eltern viel Verständnis aufbringen, mit ihren Kindern im Gespräch bleiben, ihnen mehr Mitsprache und größere Freiheiten einräumen und ihnen gleichzeitig durch klug gesetzte Grenzen Halt und Orientierung geben.

Ganz persönlich
Eine 17-jährige erklärt im Blog frau-mutter.de »10 Dinge, die Eltern von Teenagern wissen sollten« – zum Beispiel dies: »Wenn wir Euch etwas zeigen auf unserem Handy, wollen wir derjenige sein, der das Handy hält. Es beruhigt uns.« Also: Finger weg vom Handy!

Mehr Infos unter frau-mutter.com ▶ Suche nach »10 Dinge, die Eltern von Teenagern wissen sollten«

meinteenager.ch

Die unabhängige, gemeinnützige Stiftung Sucht Schweiz hat gemeinsam mit der Organisation Carrefour Addiction dieses Portal eingerichtet, das Eltern durch Infotexte und Erklärvideos im Umgang mit ihren Teenagern unterstützen soll. Ein Schwerpunkt liegt auf dem Bereich Suchtprävention; es gibt aber auch Abschnitte zur Kommunikation, zu Regeln und Grenzen oder dem Umgang mit Krisensituationen. Die Webseite steht in mehreren Sprachen zur Verfügung.

onmeda.de

Ein Team von Medizinredakteuren und Ärzten zeichnet für die Inhalte dieses Portals verantwortlich. Die Unterseiten »Veränderungen in der Pubertät« und »Pubertät bei Jungen« liefern einen umfassenden und kompakten Überblick über die körperliche Entwicklung.

Mehr Infos unter onmeda.de
▸ Schwangerschaft & Familie ▸ Teenager

Pubertät – wenn Erziehen nicht mehr geht

Gelassener Optimismus: Diese Grundhaltung prägt den pädagogischen Ansatz des bekannten, 2019 verstorbenen dänischen Familientherapeuten Jesper Juul. Anhand konkreter Fallbeispiele benennt Juul in diesem Buch häufige Probleme im Zusammenhang mit der Pubertät und skizziert mögliche Lösungen. Dabei plädiert er stets für ein hohes Maß an Eigenverantwortung.

Jesper Juul: Pubertät – wenn Erziehen nicht mehr geht. Gelassen durch stürmische Zeiten. München: Penguin Verlag

eltern-bildung.at

Die Webseite in der Trägerschaft des österreichischen Bundesministeriums für Arbeit, Familie und Jugend enthält eine Reihe interessanter Beiträge zu Fragen rund um Heranwachsende; manche davon sind österreich-spezifisch, etliche aber von allgemeinem Interesse. Das Themenspektrum reicht von der ersten Liebe über Schulstress bis zum Gefühlschaos in der Pubertät.

Mehr Infos unter eltern-bildung.at
▸ Schwerpunkte ▸ Jugendalter

Wie wächst mein Kind gesund auf?

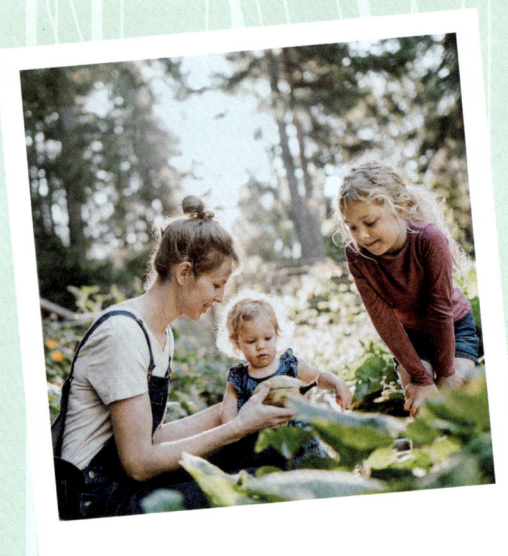

EINE AUSGEWOGENE Ernährung, ausreichend Bewegung, die richtige Förderung: Bei der körperlichen, geistigen und sozialen Entwicklung von Kindern müssen Eltern eine Menge beachten. Doch zum Glück sind sie damit nicht allein. Neben der Familie und dem Freundeskreis steht ihnen auch der Kinder- und Jugendarzt zur Seite. Bei den regelmäßigen Früherkennungs-, den sogenannten U-Untersuchungen, überprüft er die altersgemäße Entwicklung und gibt Hilfestellung, wenn eine behandlungsbedürftige Erkrankung auftritt. Auch bei möglichen Allergien ist er der erste Ansprechpartner. Darüber hinaus unterstützen Kindergarten und Schule das gesunde Aufwachsen. Kinder treffen dort nicht nur auf Gleichaltrige, sondern werden an Bildung herangeführt: Sie erlernen beispielsweise das Lesen. Das gelingt ihnen umso leichter, wenn ihnen auch schon zu Hause die Eltern immer wieder vorlesen. Für das heranwachsende Kind ist ein liebevolles und wertschätzendes Umfeld besonders wichtig. Auch regelmäßige Ausflüge in die Natur tragen zu seiner Gesundheit bei.

Ernährung

Während Leon gerne eine weitere Portion hätte, stochert Mina lustlos auf ihrem Teller herum: Kinder haben unterschiedliche Essgewohnheiten – und sollten weder zum Essen gezwungen noch davon abgehalten werden. Besser ist eine ausgewogene Ernährung, da die Versorgung mit allen nötigen Nährstoffen wichtig für ein gesundes Aufwachsen ist. Wenn Kinder darüber hinaus bei der Auswahl und Zubereitung der Mahlzeiten mitmachen dürfen, schmeckt es ihnen noch besser. Spielerisch und mit Spaß können sie dabei viel über den Lebensmitteleinkauf und die Verarbeitung der Speisen lernen. Wird ihnen zu Hause ein gesundes Essverhalten vorgelebt, prägt sie das für ihr ganzes Leben. Wichtig sind dabei auch ritualisierte Familienmahlzeiten, bei denen »Störenfriede«, wie das Smartphone, bewusst ausgeschaltet bleiben. Trotzdem können gerade bei Jugendlichen Essprobleme (▶ Seite 80) auftreten und sich zu Störungen entwickeln. In diesem Fall kann als erste Anlaufstelle der Kinder- und Jugendarzt weiterhelfen und Beratungsangebote empfehlen.

Wenig Zeit?
Tag für Tag frisch und lecker kochen: Dieses Buch beinhaltet 66 abwechslungsreiche Gerichte für jedes Familienmitglied aus dem Magazin »Baby & Familie«. Die Rezepte sind nach Monaten geordnet, gekocht wird mit viel saisonalem Obst und Gemüse.

Susanne Klug, Stefanie Becker: Baby und Familie. Schnelle Familienküche. Einfache Rezepte für jeden Monat. Baierbrunn: Wort & Bild Verlag

kindergesundheit-info.de

Das Internetportal der Bundeszentrale für gesundheitliche Aufklärung bietet ausführliche Informationen zur kindlichen Ernährung – sortiert nach Altersgruppen – und geht auch auf Probleme rund ums Essen ein.

Mehr Infos unter kindergesundheit-info.de
▸ Themen ▸ Ernährung

dge.de

Die Internetseite der Deutschen Gesellschaft für Ernährung (DGE) bündelt viele Informationen rund um die Ernährung von Kindern und Jugendlichen. Eltern können dort unter anderem zu einem geringen Preis die Broschüre »Das beste Essen für Kinder« mit vielen Praxistipps und Empfehlungen bestellen.

Mehr Infos unter dge.de
▸ Ernährungspraxis ▸ Bevölkerungsgruppen ▸ Kinder und Jugendliche

Trilogie rund ums Essen

Die Apps »Baby & Essen« und »Kind & Essen« informieren über gesunde Ernährung und Bewegung für Säuglinge und Kleinkinder im Alter von ein bis drei Jahren. Die App »Schwanger & Essen« ergänzt das Angebot. Die Trilogie wurde unter anderem gefördert vom Bayerischen Staatsministerium für Ernährung, Landwirtschaft und Forsten und dem Netzwerk »Gesund ins Leben«. Die einzelnen Apps sind kostenfrei für Android und iOS verfügbar.

familienhandbuch.de

Wie viele Süßigkeiten darf mein Kind naschen? Welche Vorteile hat die vegane Ernährung? Wie sieht ein gesundes Pausenbrot aus? Antworten auf diese und viele weitere Fragen rund um die Ernährung im Kindes- und Jugendalter gibt das Online-Familienhandbuch des Staatsinstituts für Frühpädagogik.

Mehr Infos unter familienhandbuch.de
▸ Gesundheit und Ernährung
▸ Ernährung in Kindheit und Jugend

Übergewicht und Adipositas

Zu viele ungesunde Snacks, zu wenig Bewegung, zu viel Medienkonsum – Übergewicht bei Kindern und Jugendlichen kann verschiedene Gründe haben. Wichtig ist es für betroffene Familien, die jeweiligen Ursachen herauszufinden und das Gewicht wieder in Balance zu bringen. Oft können bereits kleine Verhaltensänderungen, etwa eine Ernährungsumstellung oder eine neue sportliche Aktivität, Großes bewirken. Auch hier sind Eltern ihren Kindern ein Vorbild. Wird nichts unternommen, kann das Übergewicht die Gesundheit schädigen und besteht oft ein Leben lang. Kinder und Jugendliche mit starkem Übergewicht, Adipositas genannt, leiden oft nicht nur unter Hänseleien ihrer Mitschüler, sondern können Erkrankungen, wie Typ-2-Diabetes, Gelenkschmerzen oder Bluthochdruck, entwickeln. Umso wichtiger ist es, bei beginnendem Übergewicht früh die Notbremse zu ziehen und unvorteilhafte Lebensgewohnheiten durch gesunde zu ersetzen. Hilfe bieten Beratungsangebote im Internet, am Telefon oder in Büchern. Auch der Kinder- und Jugendarzt kann erste Schritte in die Wege leiten und den Abnehmprozess begleiten.

Gut zu wissen
Das Infotelefon der Bundeszentrale für gesundheitliche
Aufklärung berät Eltern und andere Betroffene zu Übergewicht
bei Kindern und Jugendlichen.
Unter der Telefonnummer 0221 89 20 31 erhalten sie
eine Erstberatung und – wenn nötig – Zugang zu Anlaufstellen
vor Ort.

Mehr Infos unter uebergewicht-vorbeugen.de ▸ wenn es schwerer wird
▸ Info-Telefon

uebergewicht-vorbeugen.de

Auf der Webseite der Bundeszentrale für gesundheitliche Aufklärung finden Eltern viele hilfreiche Informationen rund um das Thema Übergewicht bei Kindern und Jugendlichen. Zudem erhalten sie Tipps, wie sich das Gewicht in Balance halten lässt. Erhältlich ist dort auch die kostenlose Broschüre »Tut uns gut – Übergewicht vorbeugen mit Bewegung, Ernährung und Entspannung«.

Mehr Infos zur Broschüre unter
uebergewicht-vorbeugen.de
▸ es gibt noch mehr ▸ Materialien

Was ich esse

Mit der App »Was ich esse« des Bundeszentrums für Ernährung (BZfE) kann das Ess- und Trinkverhalten über den Tag erfasst und mit der Ernährungspyramide des BZfE verglichen werden. Die App ist kostenlos für iOS und Android erhältlich.

dgkj.de

Auf ihrem Portal gibt die Deutsche Gesellschaft für Kinder- und Jugendmedizin e.V. (DGKJ) einen Überblick über die Ursachen für die Entstehung von Übergewicht. Zu finden sind dort auch Ernährungsempfehlungen und weiterführende Beratungsangebote.

Mehr Infos unter dgkj.de
▸ DGKJ Elterninformationen
▸ Mein Kind ist zu dick

Familie in Form

Dieser Ratgeber der Stiftung Warentest hilft Eltern dabei, schlechte Ernährungsgewohnheiten zu erkennen und durch gesunde zu ersetzen. Neben 170 Rezepten, die sättigen, ohne dick zu machen, enthält das Buch viele Tipps rund um die Themen Essen, Trinken, Bewegung und Entspannung sowie einen Persönlichkeitstest.

Dagmar von Cramm: Familie in Form. Schlank werden, schlank bleiben. Mit 170 einfachen Rezepten. Berlin: Stiftung Warentest

Bewegung

Fangen spielen, auf dem Spielplatz klettern oder einfach nur toben: Kinder haben einen natürlichen Bewegungsdrang, und die körperliche Betätigung tut ihnen auf vielfältige Weise gut. So beugt sie unter anderem Haltungsschäden und Übergewicht vor, hilft bei der Entspannung und unterstützt einen gesunden Schlaf. Kindern, die sich viel bewegen, fällt außerdem das Lernen leichter, da sie sich besser konzentrieren können. Gleichzeitig stärken sportliche Aktivitäten, etwa in einem Verein, das Selbstbewusstsein und fördern das soziale Miteinander.

Der Alltag vieler Kinder und Jugendlicher ist heutzutage oft gefüllt mit schulischen Verpflichtungen und anderen Terminen. Umso mehr haben Eltern auch in Bezug auf die Bewegung Vorbildfunktion für ihre Kinder. Sie sollten ihnen einen aktiven Lebensstil vorleben, indem sie selbst Sport treiben und ihrem Nachwuchs Bewegungsangebote machen.

Gut zu wissen
Nur zehn Prozent der Kinder und Jugendlichen bewegen sich 60 Minuten pro Tag, wie von der Weltgesundheitsorganisation empfohlen. Zu diesem Ergebnis kommt die AOK-Familienstudie 2018. Positiv sei, dass viele Familien das Angebot von Sportvereinen wahrnähmen. »58 Prozent der Kinder sind in einem Verein angemeldet und treiben gemeinsam mit anderen Kindern Sport«, wie die Untersuchung ergab.

Mehr Infos unter aok.de ▸ Suche nach »AOK-Familienstudie 2018«

dsj.de

Auf ihrem Portal bietet die Deutsche Sportjugend (dsj) zahlreiche Informationen, um Kinder in Bewegung zu bringen, zum Vereinssport sowie Tipps zur Sportauswahl für Kinder und Jugendliche. Außerdem finden Eltern dort weiterführende Links rund um das Thema Sport und einen kostenfreien Bewegungskalender zum Bestellen.

Mehr Infos unter dsj.de ▶ Handlungsfelder
▶ Kinder- und Jugendsport
▶ Kinderwelt ist Bewegungswelt

kindheitinbewegung.de

Auf der Webseite der Diplom-Physiotherapeutin Susanne Renelt finden Familien viele leicht umsetzbare Bewegungsspiele, wie eine Piratenschatzsuche oder Seilspiele, sowie informative Artikel rund um das Thema Bewegung für Kinder und Jugendliche. Wer möchte, kann sich für den kostenfreien Newsletter anmelden und noch mehr Tipps für eine bewegte Kindheit erhalten.

gesund.bund.de

Das vom Bundesministerium für Gesundheit ins Leben gerufene Webangebot bietet fachlich geprüfte Informationen zu verschiedenen Gesundheitsthemen, so auch zum Thema Bewegung. Für Eltern gibt es unter anderem Antworten nach Altersgruppen auf die Frage »Wie viel Bewegung tut gut?« und Tipps, wie sich Bewegung in den Familienalltag einbauen lässt.

Mehr Infos unter gesund.bund.de
▶ Ernährung und Bewegung
▶ Gesund durch Bewegung

Kitu-App: Gemeinsam spielen und bewegen

Die von der Bundeszentrale für gesundheitliche Aufklärung empfohlene Kitu-App wurde von der Kinderturn-Stiftung Baden-Württemberg entwickelt. Unter dem Motto »Gemeinsam spielen und bewegen« sorgt sie mit zahlreichen Bewegungsspielen, wie »Entengang« und »Hampelmann machen«, für viel Spaß an der Bewegung. Sie ist für iOS und Android kostenfrei erhältlich.

Allergien

Von tränenden Augen über eine gerötete Haut bis hin zum gefährlichen anaphylaktischen Schock: Allergien bei Kindern haben viele Erscheinungsbilder und können sich auch in Form von Atemwegserkrankungen wie Asthma oder wässrigem Schnupfen äußern. Haben Eltern den Verdacht, dass ihr Kind an einer Allergie leiden könnte, sollten sie beim Kinder- und Jugendarzt vorstellig werden, der sie gegebenenfalls an den passenden Facharzt überweist. Dort kann mithilfe eines Allergietests ermittelt werden, ob und welche Allergien oder Unverträglichkeiten vorliegen. Häufig zum Einsatz kommt der sogenannte Pricktest. Bei diesem träufelt der Arzt eine allergenhaltige Lösung auf die Haut, die zuvor leicht angeritzt wurde. Die Reaktion, wie eine etwaige Schwellung oder Rötung, gibt Aufschluss über eine mögliche Allergie. Der Kinder- und Jugendarzt hilft bei Bedarf, das Kind altersgerecht über seine Allergie aufzuklären und es auch in die Behandlung miteinzubeziehen.

Ganz persönlich
Was tun bei einem anaphylaktischen Schock? In einem Video, das zusammen mit dem Deutschen Allergie- und Asthmabund entstanden ist, beschreibt Mia Hippel, Betreiberin des Familienblogs »Mias kleine Schätze«, ihren Alltag als Mutter eines anaphylaktischen Kindes und gibt Tipps zum Umgang mit Notfallsituationen.

Das Video kann kostenfrei angesehen werden über folgenden Link: youtu.be/l490xvENMSM

daab.de

Die Webseite des Deutschen Allergie- und Asthmabundes (DAAB) bietet Familien ausführliche sowie speziell auch für Kinder und Jugendliche aufbereitete Informationen rund um die Themen Allergien, Asthma und Neurodermitis. Auf der dazugehörigen Kinderseite alleleland.de lernen Kinder und Eltern auf spielerische Weise den Umgang mit Allergien.

Mehr Infos unter daab.de
▸ Kids & Teens

aak.de

Die Arbeitsgemeinschaft Allergiekrankes Kind (AAK) gibt Hilfestellungen für allergie- und umweltkranke Kinder und Jugendliche. Eltern erhalten Tipps zur Allergievorbeugung, zum Familienalltag mit Kindern, die an Asthma, Ekzemen oder Heuschnupfen leiden, sowie Angebote zum Austausch und zur Selbsthilfe. Auf der AAK-Kinderseite (kinder-aak.de) können Kinder Fragen stellen und sich anhand von Spielen, Bildern und Videos über Allergien informieren.

Pollen App

Die Pollen App der Stiftung Deutscher Polleninformationsdienst sagt tages- und wochenaktuell den Pollenflug voraus. Werden die eigenen Allergiesymptome in das »Pollentagebuch« eingegeben, erstellt die App eine personalisierte Belastungsvorhersage.
Die App ist gratis für iOS und Android verfügbar.

allergieinformationsdienst.de

Der Allergieinformationsdienst des Helmholtz Zentrums München bietet aktuelle und leicht verständliche wissenschaftliche Informationen aus der Allergieforschung und Allergologie. Patienten und ihre Angehörigen haben außerdem die Möglichkeit, direkt in Kontakt mit den Allergieforschern zu treten und Fragen zu stellen. In der Rubrik »Diagnose« ist eine Checkliste für den Arztbesuch erhältlich.

U-Untersuchungen und Impfungen

Warum läuft mein Kind noch nicht? Wann kommt der erste Zahn? Weshalb ist es manchmal so wütend? Diese und alle anderen Fragen rund um die körperliche, geistige, emotionale und soziale Entwicklung beantworten Kinder- und Jugendärzte bei den Vorsorgeuntersuchungen. Bereits kurz nach der Geburt erhalten Eltern das »gelbe Heft«, in dem die Ergebnisse der sogenannten »U-Untersuchungen« im Kindes- und »J-Untersuchungen« im Jugendalter festgehalten werden. Häufig erfolgt bei diesen Terminen auch eine ausführliche Beratung zu den anstehenden Impfungen sowie die Impfung selbst. Diese schützt den Nachwuchs vor schweren Infektionen und ihren Folgen. Die Vorsorgeuntersuchungen finden zu festgelegten Zeitpunkten statt, die dem gelben Heft entnommen werden können. Sie sollten als zentrales Angebot zur Früherkennung und Vorsorge unbedingt wahrgenommen werden, da sie das gesunde Aufwachsen unterstützen. Mögliche Erkrankungen können dadurch vermieden oder frühzeitig erkannt und behandelt werden.

Gut zu wissen
Warum impfen gegen Masern, Mumps und Röteln?
Die AOK-Faktenbox gibt anhand von anschaulichen Grafiken
Aufschluss über die Kombi-Impfung im Kindesalter, deren
Schutzwirkung und mögliche Impfreaktionen.

Mehr Infos unter aok.de ▸ Medizin & Versorgung ▸ AOK-Faktenboxen

kinderaerzte-im-netz.de

Auf dem Informationsportal der Kinder- und Jugendärzte im Netz finden Eltern im Bereich »Vorsorge« grundlegende Informationen zu den U- und J-Untersuchungen. In der Rubrik »Impfen« werden aktuelle Impfempfehlungen leicht verständlich vermittelt. Die Mediathek bietet außerdem Merkblätter zu den Vorsorgeuntersuchungen zum Download.

rki.de

Wann steht welche Impfung an, und was gibt es dabei zu bedenken? Das Robert Koch-Institut (RKI) hält fundierte Informationen zu allen Impfungen von A-Z sowie die Empfehlungen der Ständigen Impfkomission (STIKO) bereit. Besonders nützlich ist der Impfkalender des RKI zum Download, der die empfohlenen Standardimpfungen für die ganze Familie aufführt.

Mehr Infos unter rki.de
▸ Infektionsschutz ▸ Impfen

kindergesundheit-info.de

Auf dieser Webseite der Bundeszentrale für gesundheitliche Aufklärung (BZgA) können Eltern sich im Bereich »Infomaterial & Service« kostenfrei für die »Elternbriefe« anmelden. Per E-Mail bieten sie Informationen zur jeweils bevorstehenden Früherkennungsuntersuchung. Begleitend stellt die BZgA-Broschüre »Impfungen für Kinder – Schutz vor Infektionskrankheiten« vertiefendes Wissen bereit.

Mehr Infos unter kindergesundheit-info.de
▸ Infomaterial & Service

Impfen

Der Ratgeber des langjährig praktizierenden Kinderarztes Dr. med. Christian Groffik enthält ausführliche und verständlich aufbereitete Informationen zu den häufigsten Fragen, Ängsten und Bedenken rund ums Thema Impfen. Die Lektüre kann Eltern die Impfentscheidung erleichtern.

Christian Groffik: Impfen. Eine Entscheidungshilfe für Eltern. Berlin: Springer Verlag

Erziehung und soziale Intelligenz

S chon Säuglinge brauchen, neben Nahrung und Pflege, körperliche Nähe und Geborgenheit. Im Laufe der Entwicklung geht das soziale Umfeld über die Kernfamilie hinaus. Nach ersten Kontakten mit Gleichaltrigen, zum Beispiel in der Krabbelgruppe, entstehen in Kindergarten- und Schulzeit richtige Freundschaften. Eltern können ihre Schützlinge auf diesem Weg begleiten, indem sie auf eine kindgerechte Erziehung achten. Neben einem liebevollen Umgang miteinander geben klare Strukturen, Regeln und Grenzen den nötigen Halt. Dabei sollten sich Kinder und Jugendliche immer angenommen und wertgeschätzt fühlen. In Zeiten wie der Trotzphase oder der Pubertät ist das manchmal nicht leicht. Da Kinder ihr Verhalten besonders durch Nachahmung lernen, sollten sich Eltern trotzdem nicht von ihren Gefühlen überwältigen lassen. Jedoch müssen sie auch nicht nach Perfektion streben, denn Familie ist ein Lernprozess. Kommt es aber zu tiefgreifenden Problemen, ist Hilfe angebracht. Neben Familie und Freunden bieten Beratungsstellen im Internet oder vor Ort in Erziehungsfragen Unterstützung an.

Ganz persönlich
»Kinder wollen gesehen werden, statt gelobt«:
Im gleichnamigen Beitrag beschreibt Susanne Mireau auf ihrem Blog »Geborgen Wachsen«, wie Eltern eine echte Beziehung zu ihren Kindern gelingt.

Susanne Mireau ist Familienbegleiterin und Diplom-Pädagogin.
Auf geborgen-wachsen.de schreibt sie über bindungsorientierte Elternschaft.

baer.bayern.de

Der Erziehungsratgeber des Bayerischen Landesjugendamtes bietet nach Altersstufen aufbereitete Informationen rund um die Erziehung und Entwicklung vom ersten Lebensjahr bis zur Volljährigkeit. Besonders nützlich sind die »Elternbriefe« zum jeweiligen Entwicklungsstand mit vielen Praxis-Tipps und weiterführenden Adressen. Sie stehen auf der Webseite zum Download bereit.

Mehr Infos unter baer.bayern.de
▸ Entwicklung von 0 bis 18

kindergesundheit-info.de

Das Webangebot der Bundeszentrale für gesundheitliche Aufklärung umfasst viele Hintergrundinformationen und praktische Tipps rund um die Themen Erziehung und soziale Entwicklung – mit Material zum Download und weiterführenden Links.

Mehr Infos unter
kindergesundheit-info.de ▸ Themen
▸ Entwicklung

Leitwölfe sein

Eltern sollten liebevoll die Führungsrolle in der Familie einnehmen, um ihre Kinder beim Aufwachsen zu unterstützen. Wie es gelingt, einen Führungsstil zu finden, der allen Familienmitgliedern zugute kommt, und ein modernes Verständnis von Autorität zu leben, erklärt der bekannte Familientherapeut Jesper Juul in diesem Ratgeber mit praktischen Tipps zu Schlafproblemen, Geschwisterstreit und anderem.

Jesper Juul: Leitwölfe sein:
Liebevolle Führung in der Familie.
Weinheim: Beltz Verlag

eltern.bke-beratung.de

Die bke-Elternberatung der Bundeskonferenz für Erziehungsberatung e.V. ist eine kostenlose, professionelle Erziehungsberatungsstelle im Internet. Eltern können sich anonym und datensicher registrieren, Rat bei Experten einholen oder sich in Foren und Gruppenchats mit anderen Eltern austauschen. Die persönliche Beratung erfolgt über Einzelchat oder E-Mail.

Lesen und Vorlesen

Lesen macht klug – das haben zahlreiche Studien bewiesen. Lesen kann aber noch viel mehr: Neben der geistigen fördert es die emotionale Entwicklung von Kindern, ihre Fantasie, und es macht erwiesenermaßen glücklich. Gleichzeitig unterstützt es besonders beim gemütlichen Vorlesen die Bindung zu den Eltern. Deshalb ist es wichtig, dass schon die Kleinsten mit Spaß an die Welt der Bücher herangeführt werden. Wie das gelingen kann, zeigt das bundesweite Programm »Lesestart 1-2-3« zur frühen Sprach- und Leseförderung für Kinder im Alter von ein bis drei Jahren, das vom Bundesministerium für Bildung und Forschung gefördert wird. Die Stiftung Lesen versorgt dabei Familien mit Infos und Buchtipps rund um den Lesestart, gibt einen Eltern-Newsletter heraus und beliefert teilnehmende Kinder- und Jugendärzte mit aktuellen Lesestart-Sets – in vielen Sprachen. Begeistern Eltern ihre Kinder schon in jungen Jahren für das Lesen, kann es gelingen, dass sie auch im Jugendalter gerne zum Buch greifen.

Gut zu wissen
Die LEO-Grundbildungsstudie 2018 hat herausgefunden, dass 6,2 Millionen Erwachsene zwischen 18 und 64 Jahren in Deutschland nur wenig oder überhaupt nicht lesen können. Ein Großteil von ihnen hat Kinder, die wegen dieses Defizits wiederum nur schwer für das Lesen begeistert werden können.

Mehr Infos zur Studie unter leo.blogs.uni-hamburg.de

stiftunglesen.de
Alle Kinder und Jugendlichen
sollten lesen lernen, um die-
selben Chancen im Leben
zu haben – das ist das Ziel der
Stiftung Lesen. Unter der
Schirmherrschaft des Bundes-
präsidenten hat sie zahlreiche
deutschlandweite Programme
und viele weitere Projekte ins
Leben gerufen. So prämiert
sie zum Beispiel zusammen mit
der Leipziger Buchmesse lesenswerte und lesefördernde Bücher
mit dem »Lesekompass« in
verschiedenen Alterskategorien.

wuselstunde.de
Täglich werden in der digitalen Wusel-
stunde altersgerechte Geschichten aus
Kinderbüchern vorgelesen. Daneben
gibt es eine Mediathek mit vergangenen Lesungen, Beschäftigungsideen
und Buchverlosungen. Das Projekt
wurde mit dem Deutschen Lesepreis
2020 ausgezeichnet.

**Leserstart zum
Lesenlernen**
Gemeinsam mit dem
Lesestart-Känguru
können Kinder in dieser
App interaktiv die Welt
der Bücher entdecken und
Lesen lernen. Dahinter
steht das vom Bundes-
bildungsministerium
geförderte Programm
»Lesestart – Drei Meilen-
steine für das Lesen«.
Auch Eltern finden in der
kostenfrei für iOS und
Android erhältlichen
Anwendung viele Mög-
lichkeiten zum Vorlesen
und Mitspielen.

Buchstabenzauber
In diesem Buch gibt der beliebte Moderator
Christoph Biemann aus der »Sendung mit der
Maus« zusammen mit dem Autor Thomas
Montasser Tipps, wie Kinder für das Lesen
begeistert werden können. Außerdem erklärt
er, warum sie Bücher brauchen und wie das
Lesenlernen mit Spaß gelingt.

Christoph Biemann, Thomas Montasser: Buchstabenzauber. Wie Sie Ihr Kind fürs Lesen begeistern.
München: Mosaik Verlag

Natur, Umwelt und Klimaschutz

Ein Haus aus Ästen bauen, Blumen pflücken oder Insekten und Tiere beobachten: In der Natur können Kinder und Jugendliche sich frei bewegen, ihre Grenzen ausloten und ihre Umgebung mit allen Sinnen erleben. Der Forschergeist wird geweckt und die frische Luft tut ihrer Gesundheit gut. Sie kommen zudem ganz automatisch in Bewegung, toben sich aus und finden abends besser zur Ruhe. Gleichzeitig sorgen gemeinsame Familienausflüge in die Natur für mehr Zusammenhalt und prägen für das zukünftige Erwachsenenleben. Doch die Ökosysteme weltweit sind bedroht und der Klimawandel ist längst in vollem Gange. Neben dem spielerischen Umgang mit der Natur sollten Eltern ihre Kinder auch dafür sensibilisieren. Vom BUND Naturschutz über den NABU bis zu WWF: Die Mitmachmöglichkeiten zum Schutz unseres Lebensraumes sind vielfältig – das hat nicht zuletzt die Jugendbewegung »Fridays for Future« gezeigt. Auch individuell können Familien viel erreichen, indem sie zum Beispiel das Plastikfasten ausprobieren oder ein Jahr lang nur noch klimafreundlich reisen.

Gut zu wissen

Ist mein Lebensstil nachhaltig? Kann ich noch mehr für die Umwelt tun? Auf fussabdruck.de, einem Angebot der Entwicklungsorganisation »Brot für die Welt«, kann jeder im Rahmen eines Tests seinen persönlichen ökologischen Fußabdruck bestimmen. Darüber hinaus gibt es Tipps, wie sich dieser zum Schutz der Erde verkleinern lässt.

natgesis.bfn.de
Das Bundesamt für Naturschutz stellt auf
seiner Webseite dar, warum die Natur für
Kinder wichtig ist, gibt Tipps für gemeinsame
Naturerlebnisse und bietet viele hilfreiche
Links zum Thema. Die dazugehörige Kinderseite naturdetektive.bfn.de hält passend
dazu interaktive Informationen und Spielideen bereit.

—————

Mehr Infos unter natgesis.bfn.de
▸ Gesund mit der Natur ▸ Mit Kindern in der Natur

blog.wwf.de
Warum stranden Wale? Wie
kann ich Strom sparen? Welcher
Baum ist das? Auf ihrem Blog
präsentiert die Naturschutz-
organisation WWF Deutschland
ein buntes Wissenspaket zu
allen möglichen Naturthemen,
deckt Missstände auf und gibt
Tipps zum Engagement für
die Umwelt – das alles aufbereitet in vielfältigen Formaten,
von Artikeln über Videos bis hin
zum Podcast »ÜberLeben«.

Wie Kinder heute wachsen
Der bekannte Kinderarzt
Herbert Renz-Polster und der
renommierte Hirnforscher
Gerald Hüther geben in diesem
Buch Tipps, wie Kinder in der
realen und der virtuellen Welt
für die Natur begeistert werden
können. Sie zeigen auf, warum
diese für ein gesundes Aufwachsen von großer Bedeutung ist.

—————

Herbert Renz-Polster, Gerald Hüther:
Wie Kinder heute wachsen. Natur als
Entwicklungsraum – ein neuer Blick
auf das kindliche Lernen, Fühlen und
Denken. Weinheim und Basel: Beltz
Verlag

Die kleine Waldfibel
Mit der »Waldfibel«-App kann die ganze Familie bei einem interaktiven Spaziergang
spielerisch den Wald entdecken, Baumarten
bestimmen und ihr Wissen rund um den Wald
in einem Quiz testen. Die App des Bundesministeriums für Ernährung und Landwirtschaft
ist kostenlos für iOS und Android erhältlich.

Wenn mein Kind krank ist

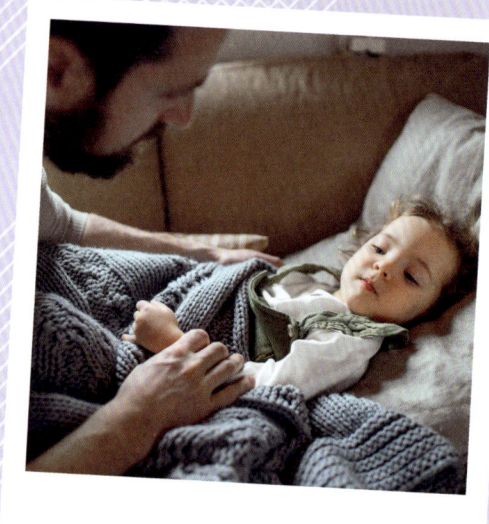

PLÖTZLICH MUSS DAS Kind sich übergeben, hat Fieber oder ist ganz schlapp: Wenn der Nachwuchs krank wird, sind Eltern schnell in Sorge. Doch im Krankheitsfall ist es wichtig, besonnen zu handeln. In den meisten Fällen ist der Kinder- und Jugendarzt die erste Anlaufstelle. Er entscheidet nach eingehender Untersuchung, welche Behandlung sinnvoll ist. Bei einigen Erkrankungen und in Notfällen kann auch ein Krankenhausbesuch notwendig werden. Ob in der Praxis vor Ort oder in der Klinik – Kinder und Jugendliche sollten immer mit einbezogen und altersgerecht aufgeklärt werden, um ihnen Ängste zu nehmen. Das gilt auch für den Besuch beim Zahnarzt. Gut informierte Eltern können ihren Kindern im Krankheitsfall am besten zur Seite stehen. Hier helfen – neben erfahrenen anderen Eltern und Verwandten – seriöse Webangebote, die Ärzte selbst oder Ratgeber zum jeweiligen Thema. Auch die Eltern sollten dabei nicht zu kurz kommen und ihre Rechte kennen, wenn das Kind krank ist.

Beim Kinderarzt

I st das Baby geboren, steht für Eltern die Wahl der passenden Kinderarztpraxis an, um das gesunde Aufwachsen entsprechend zu begleiten. Dort werden nicht nur Vorsorgeuntersuchungen und Impfungen angeboten (▶ Seite 42), sondern sie ist auch im Krankheitsfall der erste Anlaufpunkt. Ein vertrauensvolles Verhältnis, eine nette Atmosphäre sowie Spielmöglichkeiten im Wartebereich sind ausschlaggebend, damit Kinder sich wohlfühlen. Steht ein Arztbesuch bevor, ist eine gute Vorbereitung das A und O: Die Versichertenkarte sollte mitgenommen werden wie auch das gelbe Vorsorgeheft und der Impfpass. Ebenso sollten sich die Eltern oder andere Begleitpersonen schon vorher Gedanken machen, welche Fragen sie haben und sie fürs Arztgespräch notieren. Dem Kind selbst kann die Wartezeit durch ein Buch oder eine kindgerechte App verkürzt werden. Vor dem Arztbesuch sollten Eltern mit ihm sprechen und ihm altersgemäß erklären, warum dieser nötig ist und welche Untersuchungen oder Behandlungsschritte möglicherweise anstehen.

Ganz persönlich

»Die ersten Sekunden beim Betreten des Untersuchungszimmers sind für ÄrztInnen die entscheidenden, wie in jeder anderen Situation, in der man Menschen trifft: (...) Mit meinen kleinen Patienten ist das ebenso (...)«, schreibt Dr. med. Kinderdok auf seinem Kinderarzt-Blog.

Auf „https://kinderdok.blog/2020/01/12/wie-sprechende-medizin-durch-zuhoren-wirkt/" berichtet der Kinder- und Jugendarzt anonymisiert über seine Erfahrungen im Praxisalltag, gibt Tipps und betreibt mit »Einhornpflaster« einen eigenen Podcast.

kindergesundheit-info.de

Das Webangebot der Bundeszentrale für gesundheitliche Aufklärung nimmt Familien die Angst vorm Arzt mit einer Checkliste zur Wahl der Kinderarztpraxis und Tipps zur Vorbereitung des Arztbesuches für Eltern und die Kinder selbst.

Mehr Infos unter kindergesundheit-info.de
▸ Themen ▸ Krankes Kind ▸ Im Krankheitsfall
▸ Keine Angst vor dem Arztbesuch

medizin-fuer-kids.de

Auf dieser Webseite des Zentrums für Kinder- und Jugendmedizin Heidelberg finden Kinder interaktive Infos rund um den Arzt- oder Krankenhausbesuch, können sich kindgerecht über einzelne Krankheitsbilder informieren, Quizfragen lösen und Spielideen ausprobieren.

AOK-Gesundheitsnavigator

Der AOK-Gesundheitsnavigator hilft Familien bei der Suche nach dem passenden Kinderarzt, Zahnarzt, anderen Fachärzten sowie nach dem richtigen Krankenhaus oder einer Hebamme. Die Suche ist nach unterschiedlichen Kriterien möglich. In den Ergebnislisten sind weiterführende Informationen zu den jeweiligen Angeboten enthalten.

Mehr Infos unter aok.de
▸ Medizin & Versorgung
▸ Gesundheitsnavigator

Kleiner Fuchs Tierarzt

Mit dieser App können sich schon die Jüngsten spielerisch auf den Arztbesuch vorbereiten: Sie verarzten kranke Waldtiere und erfahren dabei Wissenswertes über Krankheitsursachen und deren Behandlung. Die App ist gegen ein geringes Entgelt für iOS und Android erhältlich und wird vom Deutschen Jugend Institut e.V. empfohlen.

Beim Zahnarzt

Vom zahnlosen Lächeln des Säuglings über den ersten Milchzahn bis hin zu den bleibenden Zähnen: Die Zahngesundheit ist von Anfang an ein wichtiger Bestandteil der kindlichen Entwicklung. Begleiten Eltern ihre Kinder bei der Zahnhygiene, kann Karies meist effektiv vorgebeugt werden. Schnell tauchen dabei Fragen auf, zum Beispiel nach der Fluorid-Versorgung, dem richtigen Putzvorgang und einer zahngerechten Ernährung. Neben Experteninformationen zur Zahngesundheit im Internet oder in Ratgebern ist der Zahnarzt der wichtigste Ansprechpartner, um Fragen und Unsicherheiten zu klären. Damit Kinder ohne Ängste auf den Untersuchungsstuhl klettern, sollten sie schon früh auf den ersten Zahnarztbesuch vorbereitet werden, zum Beispiel mit einem passenden Bilderbuch oder indem das Kind die Eltern zu Kontrolluntersuchungen begleiten darf. Werden schon die Milchzähne gut gepflegt, ist der Grundstein für ein gesundes Gebiss im Erwachsenenalter gelegt.

Gut zu wissen
Rund ein Fünftel der Kinder und Jugendlichen putzt nicht häufig genug die Zähne und geht zu selten zu zahnärztlichen Vorsorgeuntersuchungen – das hat »KiGGS Welle 2«, eine Langzeitstudie des Robert Koch-Instituts zur gesundheitlichen Lage der Kinder und Jugendlichen in Deutschland zum Mundgesundheitsverhalten ergeben.

Mehr Infos über die Studie unter kiggs-studie.de ▸ Ergebnisse ▸ KiGGS Welle 2 ▸ Journal of Health Monitoring

kzbv.de

Vom frühzeitigen »Schnupperbesuch« bis zur spielerischen Vorbereitung zu Hause: Auf ihrer Webseite gibt die Kassenzahnärztliche Bundesvereinigung Tipps, wie der erste Untersuchungstermin beim Zahnarzt problemlos gelingt.

Mehr Infos unter kzbv.de
▸ Patienten ▸ Medizinische Infos
▸ Vorsorge bei Kindern
▸ Der erste Zahnarztbesuch

kindergesundheit-info.de

Gesunde Zähne ohne Karies – was Eltern dafür tun können, erklärt die Bundeszentrale für gesundheitliche Aufklärung mit vielen hilfreichen Alltagsempfehlungen, einer Grafik zum einfachen Zähneputzen mit der KAI-Methode, Vorsorgetipps zum Download und weiterführenden Links.

Mehr Infos unter kindergesundheit-info.de
▸ Themen ▸ Risiken & Vorbeugen
▸ Zahngesundheit ▸ Gesunde Zähne von Anfang an

Comic zur Zahngesundheit

Mit einem leicht verständlichen Comic erklärt dieses Poster der Bundeszahnärztekammer anhand von bunten Bildern sehr anschaulich die wichtigsten Fakten rund um die Zahnpflege und Mundgesundheit vom ersten Zahn an.

Mehr Infos unter bzaek.de
▸ Prävention
▸ Kinder- und Jugendzahnmedizin

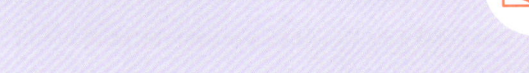

Gesunde Kinderzähne

Was ist beim Zahndurchbruch zu beachten? Was kann der Zahnarzt zur Gesunderhaltung der Kinderzähne tun? Die Broschüre »Gesunde Kinderzähne« der Bayerischen Landes-Zahnärztekammer klärt ausführlich und anschaulich über die gesunde Zahnentwicklung von Anfang an auf. Weitere Themen sind unter anderem die Vermeidung von Karies sowie Tipps bei einem Zahnunfall.

Die Broschüre steht zum kostenlosen Download bereit unter shop.blzk.de ▸ Publikationen für Patienten
▸ Gesunde Kinderzähne

Im Krankenhaus

O b Infektionskrankheit, chronische Erkrankung oder Notfall: Manchmal ist ein Krankenhausaufenthalt vonnöten, damit das Kind optimal betreut und gesund werden kann. Damit dieses Erlebnis für alle Beteiligten so angenehm wie möglich verläuft, sollten Eltern behutsam und altersgerecht die bevorstehende Ausnahmesituation mit ihrem Kind besprechen. Die eigenen Ängste, die häufig zusätzlich entstehen, baut man am besten ab, indem man wichtige Fragen zuvor mit dem Kinder- und Jugendarzt des Vertrauens oder dem Krankenhauspersonal vor Ort bespricht. Eine Kliniktasche mit allem Notwendigen – inklusive der erforderlichen medizinischen Unterlagen sowie der Versichertenkarte – sollten für den Klinikaufenthalt vorbereitet und griffbereit sein. Ob ein Elternteil als Begleitperson mitkommen kann und welche Behandlungsschritte geplant sind, kann man ebenfalls vorab klären.

Gut zu wissen
Angst vor dem Klinikaufenthalt? Das muss nicht sein!
Im Teddybärkrankenhaus können Kinder ihre Kuscheltiere
verarzten lassen und die Arzt-Patienten-Situation erleben,
ohne selbst behandelt zu werden. Das Teddybärkrankenhaus
ist ein ehrenamtliches Projekt des Bundesvertretung der
Medizinstudierenden in Deutschland e.V. (bvmd) mit vielen
Standorten und Aktionen deutschlandweit.

Mehr Infos unter bvmd.de ▸ Projekte ▸ Teddybärkrankenhaus

ausgezeichnet-fuer-kinder.de
Woran erkennen Familien, welche Kinderklinik eine gute Behandlung anbietet und worauf sie achten müssen? Auf diesem Internetportal finden Eltern eine Liste qualitäts-geprüfter Kinder- und Jugend-kliniken, die von verschiedenen Fachgesellschaften aus dem Bereich der Kinderheilkunde geprüft wurden und das Quali-tätssiegel »Ausgezeichnet. FÜR KINDER« erhalten haben.

kindergesundheit-info.de
Ruhe bewahren, Ängste abbauen: Auf dieser Webseite der Bundeszentrale für gesund-heitliche Aufklärung erhalten Ratsuchende konkrete Informationen zur behutsamen Vorbereitung auf das Krankenhaus für die ganze Familie – inklusive Packliste und Tipps zur Wahl der richtigen Klinik.

———

Mehr Infos unter kindergesundheit-info.de
▸ Themen ▸ Krankes Kind ▸ Im Krankheitsfall
▸ Vorbereitung auf das Krankenhaus

akik.de
Das Aktionskomitee KIND IM KRANKENHAUS (AKIK), ein gemein-nütziger Verein für die Rechte von Kindern im Krankenhaus, bietet auf seiner Informations-plattform Antworten auf Fragen rund um den Krankenhausaufenthalt, zur Mitaufnahme sowie Beschäftigungsideen für Kinder zum Download.

———

Mehr Infos unter akik.de
▸ Für Eltern

Krankenhaus. Mit anderen Augen.
Was sieht ein Rettungshubschrauber bei der Landung auf dem Krankenhausdach, was eine Lampe bei einer Operation? In diesem Sachbuch für Kinder ab 5 Jahren erklärt die Autorin anschaulich, anhand von kindge-rechten Illustrationen, den Alltag im Kranken-haus aus verschiedenen Blickwinkeln.

———

Michaela Schwarz, Bernd Lehmann: Krankenhaus. Mit anderen Augen. München: Circon Verlag

Infos zu Kinder- krankheiten finden

W as hat mein Kind? Ist es vielleicht ernsthaft krank? Im Krankheitsfall stellen sich Eltern viele Fragen und konsultieren vor dem Arztbesuch auch gerne »Dr. Google«. Doch bei der Websuche nach Informationen zu Erkrankungen im Kindes- und Jugendalter sollten sie nur seriösen Anbietern vertrauen, wie etwa der Bundeszentrale für gesundheitliche Aufklärung oder dem Berufsverband der Kinder- und Jugendärzte e. V. Sie stellen fundiertes Wissen zu zahlreichen Krankheitsbildern bereit. Auch sollten die Suchergebnisse nur zur ersten Orientierung oder vertiefenden Information dienen und nicht den Besuch beim Kinder- und Jugendarzt ersetzen. Eltern lernen meist im Laufe der Jahre gut einzuschätzen, wann sie ärztlichen Rat brauchen und wann es sich nur um einen harmlosen Schnupfen handelt, der von selbst wieder verschwindet. Infektionskrankheiten, wie Masern, Mumps und Röteln, können durch Impfungen vermieden werden. Zudem ist die regelmäßige Vorsorge für das gesunde Aufwachsen wichtig (▶ Seite 42).

Gut zu wissen
Von A wie Allergien (▶ Seite 40) bis Z wie Zeckenstich: Das Gesundheits-ABC des Berufsverbandes der Kinder- und Jugendärzte e. V. ist ein Hörlexikon für Kinder, das medizinisches Wissen verständlich aufbereitet. Neben Kinder- und Jugendärzten sind auch die Kleinen selbst an den Erklärungen beteiligt.

Mehr Infos unter kinderaerzte-im-netz.de ▶ Mediathek ▶ Hörlexikon

kinderaerzte-im-netz.de

In seinem »Lexikon der Kinder-krankheiten« gibt der Berufsver-band der Kinder- und Jugend-ärzte e. V. online einen struktu-rierten Überblick von A–Z zu zahlreichen Krankheitsbildern im Kindes- und Jugendalter. Neben Informationen zu Ur-sachen, Symptomen und Diag-nosen erhalten Eltern auch Vorsorgetipps und hilfreiche Adressen.

Mehr Infos unter
kinderaerzte-im-netz.de
▸ Krankheiten

infektionsschutz.de

Ist das ansteckend? Auf ihrer Webseite zum Thema Infektionsschutz infor-miert die Bundeszentrale für gesund-heitliche Aufklärung über den Umgang mit infektiösen Kinderkrankheiten, wie Masern, Röteln, Windpocken oder Scharlach, und mögliche Schutzmaß-nahmen. Darüber hinaus erhalten Eltern Hygienetipps und nützliche Links zu vertiefender Literatur.

Mehr Infos unter infektionsschutz.de
▸ Infektionskrankheiten ▸ Krankheitsbilder
▸ Kinderkrankheiten

gesundheitsinformation.de

Von ADHS bis Zweitmeinung: Auf diesem Portal beantwortet das Institut für Qualität und Wirschaftlichkeit im Gesundheits-wesen – alphabetisch sortiert – Fragen rund um die Kindergesundheit. Das Angebot umfasst viele nützliche Tipps für den Alltag und Links auf weitere, qualitätsgeprüfte Webseiten zum Thema.

Mehr Infos unter gesundheitsinformation.de
▸ Themengebiete ▸ Kindergesundheit

baby-und-familie.de

ABC der Kinderkrankheiten: Was ist ein Astigmatismus? Müssen die Mandeln raus? Wie geht Milchschorf wieder weg? Bei Baby & Familie gibt es ausführliche Informationen zu vielen verschiedenen Krank-heitsbildern im Kindes- und Jugendalter – ansprechend aufbereitet mit Illustrationen, Grafiken oder Videos.

Mehr Infos unter
baby-und-familie.de ▸ Gesundheit
▸ Kinderkrankheiten

Medikament oder Hausmittel?

Muss es gleich ein Medikament sein, wenn der Hals kratzt oder die Nase läuft? Nicht immer ist ein Arzneimittel vonnöten, wenn das Kind krank ist. Oft helfen einfache Hausmittel, wie ein Kräutertee oder eine Inhalation. Doch bei ernsthafteren Erkrankungen, wie einer schweren Mittelohrentzündung, oder chronischen Krankheiten ist eine Behandlung mit Medikamenten oft unumgänglich. Auch zur Vorbeugung werden Arzneimittel verabreicht, beispielsweise Vitamin D im Säuglingsalter zur Vermeidung der Skeletterkrankung Rachitis. Bei allen Fragen und Unsicherheiten rund um die Medikamentengabe ist der Kinder- und Jugendarzt oder die Apotheke vor Ort der beste Ansprechpartner. Ergänzend können seriöse Informationsangebote im Internet genutzt werden. Eltern sollten Medikamente nur in Eigenregie geben, wenn ihre Anwendung bekannt ist oder Rücksprache mit dem Arzt gehalten wurde. Vor der Einnahme ist der Medikamenten-Beipackzettel ein wichtiger Wegweiser, um unerwünschte Nebenwirkungen zu vermeiden.

Gut zu wissen

Nicht jedes Medikament ist für Kinder geeignet. Die Bundeszentrale für gesundheitliche Aufklärung hat deshalb eine Liste mit den wichtigsten Arzneien, Hilfsmitteln und Verbandsmaterialien erstellt, die in eine Kinder-Hausapotheke gehören. Zusätzlich gibt es Tipps zur Aufbewahrung und für den Notfall.

Mehr Infos unter kindergesundheit-info.de ▸ Themen ▸ Krankes Kind ▸ Im Krankheitsfall ▸ Medikamente ▸ Die Kinder-Hausapotheke

kindergesundheit-info.de

Braucht mein Kind Medikamente oder kommt ein Hausmittel infrage? Die Bundeszentrale für gesundheitliche Aufklärung informiert über den vernünftigen Einsatz von Medikamenten und empfiehlt einfache Hausmittel zur Linderung von Beschwerden.

Mehr Infos unter kindergesundheit-info.de
▸ Krankes Kind ▸ Im Krankheitsfall ▸ Medikamente

stiftung-gesundheitswissen.de

Hühnersuppe bei Erkältung oder Wadenwickel bei Fieber? Die Stiftung Gesundheitswissen erklärt in diesem Überblick anschaulich, welche Hausmittel erwiesenermaßen helfen und welche nicht wirksam sind – mit leicht verständlichen Anwendungshinweisen zum Download.

Mehr Infos unter
stiftung-gesundheitswissen.de
▸ Gesundes Leben ▸ Körper & Wissen
▸ Helfen Hausmittel bei Erkältung?

Medikamente für Kinder

Dieses nicht ganz günstige, aber sehr hilfreiche Nachschlagewerk der Stiftung Warentest informiert Eltern wissenschaftlich geprüft über geeignete Medikamente für viele verschiedene Kinderkrankheiten. Ein Ampelsystem stellt die Testergebnisse übersichtlich dar. Darüber hinaus liefert das Buch hilfreiches Hintergrundwissen zu den unterschiedlichen Krankheitsbildern.

Stiftung Warentest (Hrsg.): Medikamente für Kinder. 1000 Arzneimittel geprüft und bewertet. Berlin: Stiftung Warentest

Apotheke vor Ort

Die App »Apotheke vor Ort« des Wort & Bild Verlages enthält einen Medikamentenplaner mit Erinnerungsfunktion, Informationen zum Apothekennotdienst sowie einen Medikamenten-Scanner und einen Wechselwirkungs-Check. Außerdem können mit der Anwendung Rezepte direkt an die Apotheke gesendet werden. Die App ist kostenlos für iOS und Android erhältlich.

Erste Hilfe leisten

Das Kind ist gestürzt und hat sich eine Platzwunde zugezogen, die genäht werden muss: Unfälle dieser Art oder Vergiftungen können passieren, auch wenn die Eltern oder andere Aufsichtspersonen noch so achtgeben. Im Notfall sollten die Erwachsenen versuchen, eigene Ängste beiseitezuschieben und umsichtig zu handeln. An erster Stelle steht, das Kind zu beruhigen und in Sicherheit zu bringen. Im Anschluss muss schnell eine Entscheidung getroffen werden: In weniger akuten Fällen ist es ausreichend, zum Kinder- und Jugendarzt zu gehen oder – wenn dieser nicht erreichbar ist – unter 116 117 den ärztlichen Bereitschaftsdienst anzurufen. Besteht womöglich Lebensgefahr, muss die 112 gerufen werden. Dort erhalten Ratsuchende Anweisungen, bis gegebenenfalls der Rettungswagen eintrifft. Im möglichen Vergiftungsfall helfen die Giftnotrufzentralen weiter. Um im Ernstfall gewappnet zu sein, ist es für (werdende) Eltern und andere Betreuungspersonen sinnvoll, spezielle Erste-Hilfe-Kurse für Kinder zu besuchen und regelmäßig aufzufrischen.

Wenig Zeit?
Eine Liste der Giftnotrufzentralen im deutschsprachigen Raum enthält dieses Angebot der Bundeszentrale für gesundheitliche Aufklärung. Für akute Vergiftungsfälle sind diese rund um die Uhr telefonisch erreichbar. Verfügbar ist dort auch ein Merkzettel für das Gespräch.

Mehr Infos unter kindergesundheit-info.de ▶ Themen ▶ Sicher aufwachsen ▶ Notfall-Infos ▶ Giftnotrufzentralen

kindersicherheit.de

Wie lassen sich Kinderunfälle vermeiden? Worauf kommt es bei der Ersten Hilfe an? Diese und viele weitere Fragen beantwortet die Bundesarbeitsgemeinschaft »Mehr Sicherheit für Kinder e.V.« auf ihrer Website. Eltern finden dort außerdem wichtige Sicherheitstipps und -hinweise für zuhause und unterwegs.

––––––––––

Mehr Infos unter kindersicherheit.de
▸ Kinderunfälle vermeiden

baby-und-familie.de

Ob Vergiftung, Sonnenstich oder Nasenbluten: Die ausführliche Erste-Hilfe-Serie von Baby & Familie, einem Angebot des Wort & Bild Verlages, erklärt leicht verständlich und auf einen Blick, welche Erste-Hilfe-Maßnahmen in der jeweiligen Notfallsituation angebracht sind. Eltern erfahren zudem, welche Materialien sie für den Notfall im heimischen Medizinschrank oder im Verbandkasten vorhalten sollten.

––––––––––

Mehr Infos unter baby-und-familie.de
▸ Gesundheit ▸ Erste Hilfe

aok.de

Im Notfall richtig verhalten: Neben einer Liste mit den wichtigsten Notfallnummern (inklusive Giftnotruf) hält dieses Angebot der AOK eine umfassende Suchfunktion für den Notfall bereit. Je nach Art des Notfalles lassen sich in der Nähe Ärzte und Zahnärzte im Bereitschaftsdienst, die nächste Notaufnahme für den Ernstfall sowie – im Falle von Wege- und Arbeitsunfällen – sogenannte Durchgangsärzte (»D-Ärzte«) finden.

––––––––––

Mehr Infos unter aok.de
▸ Medizin & Versorgung ▸ Gesundheitsnavigator
▸ Zu den Notfallinformationen

Schnelle Hilfe für Kinder

Dieses Standardwerk zur Ersten Hilfe liefert wichtige Informationen für den Notfall. Übersichtlich, mit vielen Bildern und anhand von Sofortanleitungen erklärt es die richtigen Maßnahmen bei Unfällen, Vergiftungen und im akuten Krankheitsfall. Ein einfaches Suchsystem hilft, schnell die richtige Information zu finden. Das Buch enthält zudem einen Download-Code für die Plakate »Vergiftungs-ABC« und »Erste Hilfe bei Verschlucken«.

––––––––––

Janko von Ribbeck: Schnelle Hilfe für Kinder. Notfallmedizin für Eltern. München: Kösel-Verlag

Leistungen für Eltern

Krankes Kind, erschöpfte Eltern: Wenn der Nachwuchs nicht gesund ist, zehrt das auch an den Kräften der betreuenden Mütter oder Väter. Gut ist es dann, um seine Rechte im Krankheitsfall des Kindes zu wissen, besonders für berufstätige Elternteile. Wann besteht Anspruch auf Freistellung von der Arbeit? In welcher Höhe und für wie lange wird Kinderkrankengeld bezahlt? Welche Entlastungsmöglichkeiten bestehen? Zum Glück gibt es zu Fragen wie diesen eine Vielzahl an seriösen Beratungsangeboten im Internet, aber auch vor Ort. In jedem Fall sollten Eltern ihren Arbeitgeber zeitnah informieren, wenn das Kind krank ist. Sind nach einer herausfordernden Lebensphase alle Energiereserven aufgebraucht, kann eine Mutter-/Vater-Kind-Kur der Ausweg sein, um sich zu erholen und neue Kraftreserven aufzubauen. Auch zu dieser Möglichkeit können Eltern sich individuell beraten lassen, um die für sie passende Lösung zu finden.

Gut zu wissen
Wann kann ich eine Mutter-/Vater-Kind-Kur beantragen und wer übernimmt die Kosten? Diese und andere Fragen rund um die Rechte von Patientinnen und Patienten beantwortet die Unabhängige Patientenberatung – online, am Telefon, via App sowie in Beratungsstellen vor Ort. Das Angebot ist kostenfrei.

Mehr Infos unter patientenberatung.de

baby-und-familie.de

In diesem Artikel von Baby & Familie, einem Angebot des Wort & Bild Verlages, erhalten Eltern einen Überblick über die Rechte, die sie im Krankheitsfall des Kindes haben. Außerdem gibt es Tipps für die Notfall-Kinderbetreuung, wenn alle Stricke reißen.

────────

Mehr Infos unter baby-und-familie.de
▸ Suche nach »Kind krank: Welche Rechte Berufstätige haben«

kindergesundheit-info.de

An dieser Stelle informiert die Bundeszentrale für gesundheitliche Aufklärung darüber, wann berufstätige Mütter und Väter Anspruch auf Freistellung von der Arbeit haben und wann Anspruch auf Kinderkrankengeld besteht.

────────

Mehr Infos unter kindergesundheit-info.de
▸ Suche nach »Kinderkrankengeld und Arbeitsfreistellung«

muettergenesungswerk.de

Reif für die Kur? Auf der Website des Müttergenesungswerks können Mütter oder Väter anhand eines Tests herausfinden, ob sie eine Kur benötigen, und deutschlandweit nach Beratungsstellen zu Kurmaßnahmen in der Nähe oder geprüften Kliniken suchen.

bundesgesundheitsministerium.de

Die aktuellen Regelungen zum Anspruch auf Kinderkrankengeld durch die gesetzlichen Krankenkassen sowie auf Kinderkrankentage hat das Bundesgesundheitsministerium auf seiner Webpräsenz zusammengestellt.

────────

Mehr Infos unter bundesgesundheitsministerium.de
▸ Suche nach »Kinderkrankengeld«

Wenn mein Kind besondere Bedürfnisse hat

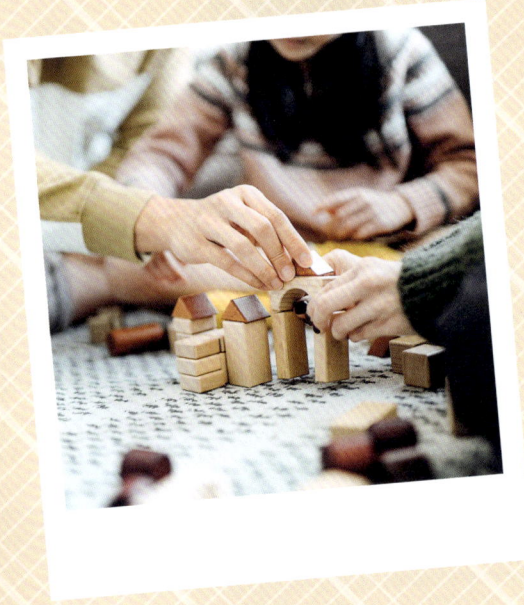

ALLE ELTERN WÜNSCHEN SICH ein gesundes Kind, doch manchmal kommt es anders als gedacht. Das Leben steht plötzlich Kopf. Familien mit chronisch kranken oder behinderten Kindern sind in Deutschland nicht allein. Neben professionellen Informations-, Beratungs- und Hilfsangeboten können sie sich in Selbsthilfegruppen austauschen und vernetzen – mittlerweile auch zu zahlreichen Seltenen Erkrankungen. Jeder Mensch hat außerdem das Recht auf Teilhabe und Bildung. Das gilt natürlich auch für Kinder mit besonderen Bedürfnissen. Eltern sollten sich deshalb früh über konkrete Fördermöglichkeiten informieren. Damit Geschwisterkinder und Eltern bei alledem nicht zu kurz kommen, ist es wichtig, ebenfalls Entlastungsmöglichkeiten zu nutzen. Auch bei der Pflege kann Unterstützung vonnöten sein. Ob und welchen Pflegegrad ein Kind bekommt, entscheidet bei gesetzlich Versicherten die Pflegeversicherung auf der Grundlage einer Begutachtung durch den Medizinischen Dienst.

Chronische Krankheiten und Behinderung

W enn ein Kind behindert oder chronisch krank zur Welt kommt beziehungsweise im Laufe des Lebens ernsthaft erkrankt, ist plötzlich nichts mehr wie es war. Eltern müssen lernen, mit der neuen Situation zurechtzukommen, sich passende Versorgungs- und Unterstützungsangebote suchen sowie ihren Alltag neu sortieren. Auch die betroffenen Kinder brauchen – soweit möglich – Übung bei der Handhabung ihrer Krankheit oder Behinderung. Das ist besonders im Hinblick auf das Jugendalter wichtig, da Teenager häufig wenig Lust darauf haben, sich mit einem möglichen »Anderssein« auseinanderzusetzen. Gerade deshalb ist es von großer Bedeutung, dass die ganze Familie nach einer verunsichernden Diagnose neuen Mut fasst und Strategien für einen positiven Umgang mit der Krankheit oder Behinderung entwickelt. Dabei helfen neben den behandelnden Kinderärzten und Spezialisten vor allem andere Betroffene, um sich auszutauschen und gegenseitig mit Rat und Tat zur Seite zu stehen.

Ganz persönlich
Uma ist mit einem seltenen Gendefekt auf die Welt gekommen. Welche Auswirkungen hat das auf das Familienleben? Die Filmemacherin Tabea Hosche begleitet ihre Tochter in einer einfühlsamen und eindrücklichen Langzeitdokumentation.

Alle Filme der mehrfach ausgezeichneten Langzeitdokumentation können über tabea-hosche.de ▶ Filme abgerufen werden.

kindernetzwerk.de

Der Kindernetzwerk e.V. ist der Dachverband der Selbsthilfe von Familien mit Kindern und jungen Erwachsenen mit chronischen Erkrankungen und Behinderungen. Auf seiner Webpräsenz bietet er Infos für Betroffene, Hilfen zur Selbsthilfe sowie eine Suchmaschine zu mehr als 2.000 Krankheitsbildern.

kindergesundheit-info.de

Das Angebot der Bundeszentrale für gesundheitliche Aufklärung stellt grundlegende Informationen für Familien mit chronisch kranken oder behinderten Kindern bereit. Es enthält unter anderem einen speziellen Wegweiser mit Linktipps zu den Themen medizinische Versorgung und Entlastung sowie zu rechtlichen Fragen.

Mehr Infos unter
kindergesundheit-info.de ▸ Themen
▸ Entwicklung ▸ Behinderung

bfvek.de

Der Bundesverband zur Begleitung von Familien vorgeburtlich erkrankter Kinder (BFVEK e.V.) unterstützt und berät werdende Eltern bereits vor der Geburt, unter anderem mit Mutmach-Paketen, Resilienztrainings und Patenprogrammen.

Wenn erst mal alles anders ist

Der kostenlose Ratgeber der Aktion Mensch wendet sich gezielt an (werdende) Eltern von Kindern mit Behinderung oder chronischer Erkrankung. Die Broschüre fasst Sachinformationen, Tipps von Experten sowie Erfahrungen von Familien zusammen. Sie ist zum Download oder Bestellen verfügbar.

Die Broschüre »Wenn erst mal alles anders ist«
gibt es unter familienratgeber.de ▸ Kompakt-Infos
▸ Eltern & werdende Eltern.

Seltene Erkrankungen

W er hat schon vom »Williams-Beuren-« oder dem »Alport-Syndrom« gehört? Seltene Erkrankungen wie diese sind oft wenig erforscht, da jeweils nur wenige Menschen von ihnen betroffen sind. Umso schwieriger ist es für Eltern im jeweiligen Fall, an verlässliche Informationen zu gelangen. Insgesamt gibt es über 6.000 verschiedene Seltene Erkrankungen in Deutschland, etwa vier Millionen Menschen sind betroffen. Immerhin gibt es mittlerweile deutschlandweit eine steigende Zahl an Initiativen und Fachzentren, die den Betroffenen und ihren Angehörigen zur Seite stehen. Dort sollten Eltern sich eingehend zum jeweiligen Krankheitsbild beraten lassen, um die bestmögliche Behandlung für ihr Kind sicherzustellen. Auch wenn dies manchmal bedeutet, längere Wege zum passenden Spezialisten in Kauf zu nehmen. Patientenorganisationen und Selbsthilfegruppen wiederum unterstützen nicht nur mit Fachwissen zum Thema, sondern auch bei organisatorischen Aufgaben, wie Behördengängen oder der Suche nach Pflegekräften.

Gut zu wissen

Das Infotelefon des Berliner Centrums für Seltene Erkrankungen (BCSE) der Charité berät unter der Telefonnummer 030 450 566 766 bei Fragen zu Seltenen Erkrankungen im Kindesalter. Außerdem ist es bei der Suche nach den passenden medizinischen Ansprechpartnern behilflich.

Mehr Infos unter bcse.charite.de ▸ Leistungen ▸ Für Kinder

achse-online.de

Bei der Allianz Chronischer Seltener Erkrankungen (ACHSE) handelt es sich um den Dachverband von und für Menschen mit chronischen Seltenen Erkrankungen und deren Angehörige. Auf ihrer Website informiert die ACHSE über ihre verschiedenen kostenlosen Beratungsangebote, wichtige Neuigkeiten zum Thema und gibt Menschen mit Seltenen Erkrankungen eine Stimme.

————————

Zum kostenlosen Download erhältlich ist die ACHSE-Broschüre: »Kennen Sie eine Seltene Erkrankung? Und kennen Sie uns?« unter achse-online.de
▸ Informationen ▸ Publikationen

orpha.net

Orphanet ist ein europaweites Portal mit aktuellen wissenschaftlichen Informationen über Seltene Krankheiten und »Orphan Drugs«, den zur Verfügung stehenden Medikamenten zur Behandlung dieser Erkrankungen. Ratsuchende finden dort auch ein Verzeichnis mit Expertenzentren und Kontakt zu Selbsthilfeorganisationen. Die Initiative wird durch Fördermittel der Europäischen Kommission unterstützt.

portal-se.de

Das Beratungsangebot des zentralen Informationsportals über Seltene Erkrankungen (ZIPSE) der Stiftung Gesundheitswissen stellt Betroffenen und ihren Angehörigen eine umfangreiche, qualitätsgeprüfte Liste von Informationenseiten seriöser Anbieter zu Seltenen Erkrankungen zur Verfügung.

se-atlas.de

Der Versorgungsatlas für Menschen mit Seltenen Erkrankungen bietet einen Überblick über Versorgungseinrichtungen und Beratungsangebote für Menschen mit Seltenen Erkrankungen. Über eine Suchfunktion können gezielt Ergebnisse zur jeweiligen Erkrankung gefunden werden.

Förderbedarf

Kinder und Jugendliche mit Behinderung oder chronischer Krankheit haben ein Anrecht auf gesellschaftliche Teilhabe und Bildung wie jeder andere auch. In der Realität ist das nicht immer leicht, denn die Kinder oder Jugendlichen und ihre Angehörigen müssen erst ihren eigenen, auf sie zugeschnittenen Weg finden. Dieser beginnt in den ersten Jahren mit Angeboten zur Frühförderung und mündet nach der Schulzeit – bei Bedarf inklusiv oder an einer Förderschule – in eine passende berufliche Tätigkeit oder, je nach Art der Krankheit oder Behinderung, in eine andere individuelle Beschäftigung. Um ihr Kind bestmöglich zu fördern, benötigen Eltern dabei Unterstützung durch ein verständnisvolles privates und professionelles Umfeld. Bei dessen Aufbau helfen verschiedene bundesweite oder bundeslandspezifische Initiativen, Organisationen und Selbsthilfegruppen. Sie beraten nicht nur zu Fördermöglichkeiten, sondern auch zu den Rechten, Leistungen und Hilfen, die Eltern mit behinderten und chronisch kranken Kindern zustehen.

Ganz persönlich
Der Dokumentarfilm »Looking at the Stars« erzählt eindrucksvoll von der weltweit einzigen Ballettschule für blinde Tänzerinnen und Tänzer im brasilianischen São Paulo. Der Film ist im Stream und auf DVD erhältlich – auch als barrierefreie Fassung.

Mehr Infos unter einfach-teilhaben.de ▸ Suche nach »Looking at the Stars«.

familienratgeber.de

Dieses Portal der Aktion Mensch bietet Informationen, Rat und Adressen für Menschen mit Behinderung und ihre Angehörigen. Aufgeteilt nach Lebensphasen finden Eltern Wissenswertes rund um das Thema Inklusion und das Recht auf Bildung für Kinder und Jugendliche mit Behinderung. Das dazugehörige Inklusions-Portal unter aktion-mensch.de informiert vertiefend über inklusive Bildung – mit zahlreichen Materialien, Beispielen und Hintergrundwissen.

———————

Das Inklusions-Portal ist erreichbar unter aktion-mensch.de ▸ Inklusions-Portal ▸ Bildung

vdk.de

Zusammen lernen an einer regulären Schule – das ist gelebte Inklusion: Der Sozialverband VdK Rheinland-Pfalz e.V. gibt an dieser Stelle anhand einer kostenlosen Broschüre zum Durchblättern oder Download Auskunft über die verschiedenen schulischen Förderbedarfe und -schwerpunkte. Zudem bietet der Verband einen Fragenkatalog für das Finden der passenden Bildungseinrichtung.

———————

Mehr Infos unter vdk.de/rheinland-pfalz
▸ Suche nach »Kinder mit besonderem Förderbedarf«

REHADAT-Förderfinder-App

Diese barrierefreie App des Instituts der deutschen Wirtschaft Köln e.V. ist bei der Suche nach individuellen Fördermöglichkeiten rund um Ausbildung, Berufseinstieg und das weitere Arbeitsleben für Menschen mit Behinderungen behilflich. Außerdem enthält sie ein Lexikon der beruflichen Teilhabe mit über 300 Begriffen zum Thema. Die Anwendung ist für iOS und Android kostenfrei erhältlich.

einfach-teilhaben.de

Bei diesem Angebot des Bundesministeriums für Arbeit und Soziales handelt es sich um einen Wegweiser zum Thema Leben mit Behinderungen. Betroffene und ihre Angehörigen finden dort weiterführende Informationen zu verschiedenen Themen rund um die gesellschaftliche Teilhabe, beispielsweise zur Frühförderung, zur Förderung in der Schule oder zur Berufsausbildung.

Selbsthilfe, Beratung und Entlastung

W o finden Familien Beratungs- und Hilfsangebote? Was ist mit den Geschwisterkindern? Eltern mit behinderten oder chronisch kranken Kindern haben viele Fragen zu ihrem oft herausfordernden Alltag. Antworten finden sie meist bei einer der fast 100.000 Selbsthilfegruppen in Deutschland. Dort können sie sich – vor Ort, virtuell oder am Telefon – mit anderen Betroffenen austauschen, sich Rat holen und hilfreiche Netzwerke zur Unterstützung knüpfen. Auch für die Kinder und Jugendlichen selbst gibt es mittlerweile eine Vielzahl an Austauschmöglichkeiten mit Gleichaltrigen in passenden Selbsthilfegruppen. Manchmal sind Geschwisterkinder von der Familiensituation besonders belastet. Sie können in speziellen Geschwister-Netzwerken Beistand und Halt finden. Die Selbsthilfe ist ein wichtiger Ort und Rahmen, um die Gesundheitskompetenz ihrer Mitglieder und Hilfesuchenden zu erhöhen und damit den Umgang und das Leben mit der eigenen Erkrankung zu verbessern.

Ganz persönlich
Auf dem jungen Selbsthilfe-Blog »Lebensmutig« von NAKOS bloggen junge Menschen mit chronischen Erkrankungen oder Behinderungen über ihre Erfahrungen mit Selbsthilfegruppen, ihre persönlichen Herausforderungen im Alltag sowie über Themen wie Inklusion und Anderssein.

Mehr Infos unter junge-selbsthilfe-blog.de

nakos.de

Seit mehr als 35 Jahren ist NAKOS die Nationale Kontakt- und Informationsstelle zur
Anregung und Unterstützung von Selbsthilfegruppen. Sie informiert grundlegend über
die Selbsthilfearbeit und -förderung. Betroffene können in einer Datenbank passende
Selbsthilfeangebote finden und sich auch
telefonisch beraten lassen. Ergänzend gibt es
ein Portal für junge Selbsthilfe (schon-mal-
an-selbsthilfegruppen-gedacht.de).

bag-selbsthilfe.de

Auf ihrer Website stellt
die Bundesarbeitsge-
meinschaft Selbsthilfe
hilfreiches Basiswissen
rund um die Selbsthilfe
bereit, informiert Selbst-
hilfe-Aktive und vertritt
die Selbsthilfe gegenüber
der Politik. Der Verein
BAG Selbsthilfe e. V. um-
fasst als Dachorganisa-
tion rund 120 bundesweit
aktive Selbsthilfeorgani-
sationen behinderter und
chronisch kranker Men-
schen und ihrer Angehö-
rigen.

eltern-beraten-eltern.de

Bei »Eltern beraten Eltern«
ist der Name Programm:
Via E-Mail oder Telefon
unterstützt das Familien-
netzwerk Eltern und An-
gehörige von behinderten
Kindern, Jugendlichen
oder jungen Erwachsenen,
beantwortet Fragen und
leistet Hilfe zur Selbsthilfe.

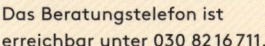

Das Beratungstelefon ist
erreichbar unter 030 82 16 711.

geschwisterkinder-netzwerk.de

»Geschwisterkinder im Mittelpunkt!«:
Das Angebot des Vereins Netzwerk für die
Versorgung schwerkranker Kinder und
Jugendlicher e. V. richtet sich gezielt an
Schwestern und Brüder von schwerkranken
und/oder behinderten Kindern. Mit Tipps
und Beratungsangeboten speziell für
Geschwisterkinder und ihre Eltern möchte
der Verein gezielt Entlastung bringen –
inklusive Arbeitsmaterial zum Download.

Pflege und Pflegeleistungen

Nicht nur ältere Menschen können von Pflegebedürftigkeit betroffen sein, sondern auch Kinder und Jugendliche. Ist dies der Fall, benötigen Eltern und Angehörige zuallererst Informationen rund um die Versorgung und Betreuung ihrer Schützlinge sowie zu möglichen Leistungsansprüchen. Neben Vereinen, Netzwerken und Selbsthilfeorganisationen ist der Medizinische Dienst (MD) für gesetzlich Versicherte der wichtigste Ansprechpartner. Er führt die Pflegebegutachtung durch und stellt den Grad der Pflegebedürftigkeit fest. Bei der privaten Krankenversicherung ist Medicproof, der medizinische Dienst der Privaten zuständig. Auch unabhängige Pflegesachverständige können bei der Beratung unterstützen, auf die jeder Pflegebedürftige einen gesetzlichen Anspruch hat. Bei allem Einsatz für ihr Kind sollten Eltern und andere pflegende Angehörige unbedingt auch auf sich selbst achten, indem sie Entlastungsangebote nutzen und den Austausch mit anderen Betroffenen suchen.

Gut zu wissen
»Pausentaste« ist ein Angebot zur Entlastung von Kindern und Jugendlichen, die sich um ihre Familie kümmern. Die Initiative des Bundesfamilienministeriums unterstützt mit telefonischen und Online-Beratungsangeboten. Außerdem informiert sie über Beratungsstellen, Gruppen und Workshops vor Ort.

Mehr Infos unter pausentaste.de

kinderpflegenetzwerk.de

Das Kinder Pflege Netzwerk ist eine Selbsthilfeorganisation, die von Angehörigen versorgungs- oder betreuungsintensiver Kinder gegründet wurde. Das Netzwerk unterstützt Betroffene mit Beratungsangeboten, informiert über Leistungsansprüche und leistet Budgetassistenz. Eltern finden darüber hinaus Buchempfehlungen, ein hilfreiches Glossar sowie einen Marktplatz für Hilfsmittel.

intensivkinder.de

Vom Präsenzseminar über den »Digital-Schnack« bis hin zum Resilienz-Training: Der Verein INTENSIVkinder zuhause e. V. bietet Eltern Informationen und Austausch rund um die häusliche Pflege sowie deutschlandweite Beratungsstellen und weiterführende Links zum Thema.

Mein Kind ist behindert – diese Hilfen gibt es

Wie können sich Familien im Dickicht der Sozialleistungen zurechtfinden? Dieser Ratgeber des Bundesverbandes für körper- und mehrfachbehinderte Menschen e. V. gibt einen ersten Überblick über Rechte und finanzielle Leistungen für Familien mit behinderten Kindern. Er ist zum kostenlosen Download in verschiedenen Sprachen erhältlich.

Mehr Infos zum Ratgeber gibt es unter bvkm.de ▸ Recht & Ratgeber ▸ Mein Kind ist behindert (unter Rechtsratgeber)

mdk.de

Der Medizinische Dienst der Krankenversicherung wurde 2021 in eine Körperschaft öffentlichen Rechts überführt und trägt nun den Namen Medizinischer Dienst. Die Institution bleibt die zentrale Stelle zur Pflegebegutachtung in Deutschland. Auf ihrer Webpräsenz sind ausführliche Informationen zur Pflegebegutachtung in verschiedenen Sprachen (zum Download) bereitgestellt.

Weitere Infos unter mdk.de ▸ Versicherte ▸ Pflegebegutachtung

Wenn mein Kind seelische Probleme hat

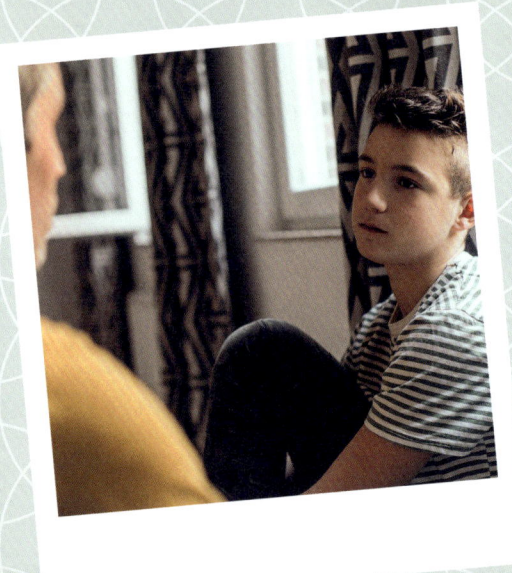

OB ESSSTÖRUNGEN, ÄNGSTE oder Depressionen: Wenn ein Kind seelische Probleme hat, fühlen sich Eltern oft hilflos. Doch es ist wichtig, diese Ohnmachts- und manchmal auch Schamgefühle zu überwinden und sich Hilfe zu holen. Eine erste Anlaufstelle ist der Kinder- und Jugendarzt. Er kann weiterführende Beratungs- und Therapiemöglichkeiten empfehlen. Eine grundlegende Orientierung zu konkreten Krankheitsbildern, wie etwa bei selbstverletzendem oder anderem aggressiven Verhalten, bieten auch seriöse Aufklärungsseiten. Zu ihnen gehören zum Beispiel Angebote der Bundeszentrale für gesundheitliche Aufklärung oder das Informationsportal der Neurologen und Psychiater im Netz. Ratgeber und Selbsthilfebücher für Eltern und Angehörige können die Behandlung unterstützen. Für die betroffenen Kinder und Jugendlichen kommen altersgerechte Infomaterialien oder Erfahrungsberichte infrage.
Sie ersetzen jedoch nicht den professionellen Rat oder eine mögliche bzw. erforderliche Therapie.

Essstörungen

Das Kind wird plötzlich immer dünner oder leidet unter regelmäßig wiederkehrenden Essattacken? Essstörungen wie Magersucht, Bulimie oder die sogenannte Binge-Eating-Störung, bedürfen unbedingt einer Behandlung. Wenn Eltern bei ihrem Nachwuchs ein auffälliges Essverhalten feststellen, sollten sie daher zügig handeln, da sich dieses zu einer Essstörung weiterentwickeln kann. Darüber hinaus sind die Heilungschancen umso größer, je früher mit einer Behandlung begonnen wird. Neben dem Kinder- und Jugendarzt können spezialisierte Beratungsstellen weiterhelfen, den Ursachen auf den Grund gehen und, falls nötig, die richtige Therapie in die Wege leiten. Auch die Eltern selbst sollten sich psychologisch beraten lassen, um angemessen auf die mögliche Erkrankung reagieren und Vertrauen zu ihrem erkrankten Kind aufbauen zu können. Unterstützungsangebote gibt es vor Ort, online und telefonisch.

Gut zu wissen
Das Beratungstelefon der Bundeszentrale für gesundheitliche Aufklärung berät unter 0221 89 20 31 Betroffene und ihre Angehörigen zu allen Aspekten von Essstörungen. Neben einer Erstberatung können weiterführende Adressen erfragt werden.

Mehr Infos unter bzga-essstoerungen.de ▶ Hilfe finden ▶ Telefonberatung

bzga-essstoerungen.de
Diese Website der Bundeszentrale für gesundheitliche Aufklärung widmet sich dem Thema Essstörungen. Sie bietet Zugang zu unterschiedlichen, anschaulich aufbereiteten Informationen: von Hinweisen auf zahlreiche Hilfsangebote – online und vor Ort – über Infobroschüren zum Download bis hin zu drei Erklärfilmen für Betroffene und ihr Umfeld, die als DVDs erhältlich sind.

Die Filme und das weitere Infomaterial sind kostenlos erhältlich unter bzga-essstoerungen.de
▸ Was sind Essstörungen? ▸ Materialien

bundesfachverbandessstoerungen.de
Der Bundesfachverband Essstörungen, ein Zusammenschluss von Ärzten, Therapeuten und anderen Experten auf diesem Gebiet, stellt online Kurzinformationen zu den verschiedenen Krankheitsbildern zur Verfügung – mit Quick-Check und BMI-Rechner. Betroffene und ihre Angehörigen können außerdem nach passenden Einrichtungen suchen und sich freie Therapieplätze anzeigen lassen. Ein großer Service-Teil bietet weiterführende Links und Materialien zum Download.

Du bist gut so, wie du bist!
In diesem Ratgeber gibt die Psychologin Catherine Senécal konkrete Tipps zum positiven Umgang mit dem eigenen Körper. Anschaulich erklärt sie, wie eine bewusste Ernährung und eine gemeinsame Esskultur dabei helfen, Übergewicht und Essstörungen vorzubeugen und wie diese erkannt werden können.

Catherine Senécal: Du bist gut so, wie du bist! So befreien Sie Ihr Kind vom Figurwahn. Rollenklischees abbauen – Individualität stärken – Essstörungen vorbeugen. Murnau a. Staffelsee: Mankau Verlag

Erfahrungsbericht:
Wie viel wiegt mein Leben?
Mit 14 Jahren hört Antonia auf zu essen. Ihr Leidensweg führt sie bis in die geschlossene Psychiatrie. In diesem Erfahrungsbericht beschreibt die Autorin, bekannt vom You-Tube-Kanal @Tonipure, wie und warum die Magersucht ihr Leben bestimmte. Darüber hinaus gibt sie hilfreiche Ratschläge für Betroffene und auch ihr ehemaliger Therapeut, der Chefarzt der Kinder- und Jugendpsychiatrie Duisburg, äußert sich zum Thema.

Antonia C.: Wie viel wiegt mein Leben?: Warum wir bei Magersucht über den Tellerrand schauen müssen. Hamburg: Eden Books

Ängste

Vom »Fremdeln« im ersten Lebensjahr bis hin zur Angst im Jugendalter vor bestimmten Situationen, etwa mit anderen, fremden Personen: Im Laufe ihrer Entwicklung durchleben Kinder verschiedene alterstypische Ängste. In der Regel gehören diese zum Großwerden dazu und verschwinden meist von allein wieder, wenn das Kind eine neue Entwicklungsstufe erklommen hat. Trotzdem sollten Eltern behutsam mit der jeweiligen Angst umgehen, diese ernst nehmen und ihrem Schützling bei deren Bewältigung unter die Arme greifen – ohne überfürsorglich zu sein. Leiden Kinder oder Jugendliche sichtlich unter ihrer Angst und beobachten Eltern immer wieder Verhaltungsauffälligkeiten, zum Beispiel Schlafstörungen oder körperliche Symptome, wie Zittern oder Übelkeit, sollten sie bei einem Kinder- und Jugendarzt/-psychologen vorstellig werden. Er entscheidet, ob und welche Behandlung sinnvoll ist. Je früher die Therapie einsetzt, desto bessere und nachhaltigere Ergebnisse können erzielt werden.

Ganz persönlich
»Was macht einen Tag zu einem perfekten Tag? Mein erster Impuls war zu sagen: Für mich ist ein Tag perfekt, wenn nicht so viel Angst in mir ist. Wenn ich weiter darüber nachdenke, dann kann es auch mit der Angst perfekte Tage geben. Viel wichtiger ist, dass der Tag schöne Momente beinhaltet.«

Der vollständige Erfahrungsbericht »Ein paar schöne Momente«, geschrieben unter dem Pseudonym »Mutsammlerin« (9.2.2020), ist auf „https://www.junge-selbsthilfe-blog.de/ein-paar-schoene-momente" zu finden, einem Angebot für junge Betroffene der Selbsthilfeinstanz NAKOS.

kindergesundheit-info.de

Welche Ängste sind typisch für welches Entwicklungsalter? Was ist zu tun, wenn sie überhand nehmen? Die Bundeszentrale für gesundheitliche Aufklärung erklärt anschaulich, wie Eltern mit kindlichen Ängsten im Alter von einem bis sechs Jahren umgehen können und gibt Handlungsempfehlungen für den Alltag.

———————

Mehr Infos unter
kindergesundheit-info.de
▸ Suche nach »Kindliche Ängste«

neurologen-und-psychiater-im-netz.org

Auf diesem Informationsportal zur psychischen Gesundheit, das von verschiedenen Berufsverbänden und Fachgesellschaften betrieben wird, finden Ratsuchende grundlegende Informationen zu Ängsten im Kindes- und Jugendalter sowie zu behandlungsbedürftigen Angststörungen.

———————

Mehr Infos unter neurologen-und-psychiater-im-netz.org
▸ Kinder- & Jugendpsychiatrie ▸ Warnzeichen
▸ Ängstlichkeit und Anzeichen für behandlungsbedürftige Ängste

familienhandbuch.de

»Mama, unter meinem Bett sitzt ein Krokodil«: Das Angebot des Staatsinstituts für Frühpädagogik erläutert ausführlich, was kindliche Ängste wie diese ausmacht und wie sie entstehen. Darüber hinaus erhalten Eltern konkrete Tipps, wie sie ihre Kinder bei deren Bewältigung unterstützen können.

———————

Mehr Infos unter familienhandbuch.de
▸ Babys, Kinder und Jugendliche
▸ Erziehungsfragen
▸ Kinder und Angst

Ängste von Kindern und Jugendlichen

Dieser Ratgeber liefert einen Überblick über die häufigsten Ängste im Kindes- und Jugendalter. Eltern erfahren zudem, warum diese wichtig für die Entwicklung sind, wie sie sich in den Griff bekommen lassen und wann Hilfe angebracht ist.

———————

Wilhelm Rotthaus: Ängste von Kindern und Jugendlichen. Erkennen, verstehen, lösen. Heidelberg: Carl-Auer Verlag

Selbstverletzung und Borderline

Ritzen, schneiden oder kratzen: Wenn Kinder oder Jugendliche sich selbst verletzen, ist das immer ein Warnzeichen. Stark belastende gegenwärtige oder traumatische Ereignisse in der Vergangenheit können der Auslöser für diese seelische und gleichzeitig auch körperliche Verzweiflungstat sein. Erwiesenermaßen schafft die Selbstverletzung im ersten Moment Erleichterung und lässt die innere Anspannung abklingen. Ein Teufelskreis entsteht. Entdecken Eltern, Angehörige oder Freunde, dass ein Kind oder Jugendlicher sich selbst verletzt, sollten sie sich schnell professionelle Hilfe suchen. Das kann eine Erziehungsberatungsstelle oder ein Kinder- und Jugendpsychologe sein. Den Jugendlichen selbst sollten die Eltern nicht mit Vorwürfen, sondern behutsam und mit Anteilnahme begegnen. Nur so lässt sich ein vertrauensvolles Verhältnis schaffen, um gemeinsam mit therapeutischer Unterstützung den Ursachen auf den Grund zu gehen und andere Bewältigungsstrategien zu entwickeln.

Ganz persönlich
In einem Video von jup! Berlin, dem Jugendportal der Jugend- und Familienstiftung des Landes Berlin, wird jugendgerecht erklärt, wie selbstverletzendes Verhalten entsteht und was Außenstehende wie auch Betroffene tun können.

Das Video ist kostenlos abrufbar unter jup.berlin
▸ Suche nach »Selbstverletzendes Verhalten«.

neurologen-und-psychiater-im-netz.org

Was ist selbstverletzendes Verhalten, welche Ursachen hat es und welche Warnzeichen gibt es? Das Informationsportal zur psychischen Gesundheit, betrieben von verschiedenen Berufsverbänden und Fachgesellschaften, geht ausführlich auf alle Aspekte des Störungsbildes ein – mit konkreten Tipps und Infos zu Therapiemöglichkeiten.

Mehr Infos unter neurologen-und-psychiater-im-netz.org
▸ Kinder- & Jugendpsychiatrie ▸ Warnzeichen
▸ Selbstverletzendes Verhalten (SVV)

beratung-caritasnet.de

Wieso ritzen sich junge Menschen? Was können Eltern tun, um ihnen zu helfen? Die Erziehungs- und Familienberatung der Caritas gibt hilfreiche Hinweise zum Umgang mit der Erkrankung. Betroffene und ihre Angehörigen können sich auch online beraten lassen.

Mehr Infos unter
beratung-caritasnet.de
▸ Suche nach »Seelenkratzer«

Leben mit einer Borderline-Störung

Dieses Buch beschreibt eingehend das Krankheitsbild der Borderline-Störung und ermöglicht – unter anderem anhand von Erfahrungsberichten – einen Blick ins Innenleben von Betroffenen. Darüber hinaus weist es auf passgenaue Therapien hin und enthält einen Extra-Teil zum Umgang mit Borderline-Störungen in Familie und Beziehung.

Günter Niklewski et al.: Leben mit einer Borderline-Störung. Stuttgart: TRIAS Verlag

Skills2Go

Die App »Skills2Go« ist ein digitaler Notfallkoffer für Borderliner. Sie enthält Achtsamkeits-, Imaginations- und Entspannungsübungen sowie ein Tagebuch, um den täglichen Spannungszustand festzuhalten. Die Anwendung wurde in Zusammenarbeit mit Familien-, Sucht- und Psychotherapeuten entwickelt und ist in der Grundversion kostenfrei für iOS erhältlich. Sie ist aber kein Ersatz für eine medizinische oder psychotherapeutische Behandlung.

Depressionen

Depressionen sind eine der häufigsten psychischen Störungen im Kindes- und Jugendalter. Häufig werden sie begleitet von anderen psychischen Auffälligkeiten, wie ADHS (▶ Seite 98) oder Angststörungen (▶ Seite 82). Aus diesem Grund ist eine Diagnose oft nicht leicht, da sie – je nach Alter – mit anderen Beschwerden und Krankheitszeichen als jene im Erwachsenenalter einhergehen. Besonders in der Pubertät ist eine Abgrenzung von normalen Stimmungsschwankungen schwierig. Bei Verdacht auf eine depressive Erkrankung sollten sich Eltern deshalb Rat von einem Kinder- und Jugendpsychiater/-psychotherapeuten holen. Ist eine Behandlung vonnöten, sollten die Betroffenen durch eine altersgerechte Aufklärung aktiv in diese einbezogen werden. Die Psychotherapie sowie eine mögliche medikamentöse Therapie lassen sich durch seriöse Informationen im Internet, Ratgeber sowie Apps und andere Anwendungen ergänzen. Bei depressiven Jugendlichen darf das Suizidrisiko keinesfalls unterschätzt werden. Befürchten Eltern Suizid-Gedanken, sollten sie sich umgehend professionelle Hilfe suchen.

Gut zu wissen
Die von der Stiftung Deutsche Depressionshilfe empfohlene »Youth-Life-Line« ist eine Online-Beratung für Jugendliche und junge Erwachsene bis zum Alter von 21 Jahren. Sie berät Betroffene in akuten Lebenskrisen und bei Suizidgefährdung – persönlich und anonym.

Mehr Infos unter youth-life-line.de

deutsche-depressionshilfe.de

Wie äußert sich eine Depression bei Kindern? Welche Symptome bestehen und welche Behandlungsmöglichkeiten gibt es? Dieses Angebot der Stiftung Deutsche Depressionshilfe umfasst fundierte Informationen zu Depressionen bei Kindern und Jugendlichen – inklusive Video sowie Links und Literaturtipps.

────────

Mehr Infos unter
deutsche-depressionshilfe.de
▸ Depression: Infos und Hilfe
▸ Depression in verschiedenen Lebensumständen ▸ Depression im Kindesund Jugendalter

neurologen-und-psychiater-im-netz.org

Auf diesem Informationsportal zur psychischen Gesundheit, das von verschiedenen Berufsverbänden und Fachgesellschaften angeboten wird, erhalten Eltern grundlegende Informationen rund um depressive Störungen im Kindes- und Jugendalter. Darüber hinaus werden konkrete Tipps für Eltern zum Umgang mit der Depression gegeben. Auch das Thema »Suizidrisiko« wird angesprochen.

────────

Mehr Infos unter neurologen-und-psychiater-im-netz.org
▸ Kinder- & Jugendpsychiatrie ▸ Störungen / Erkrankungen
▸ Depression

moodgym.de

moodgym ist ein von australischen Wissenschaftlern entwickeltes Online-Selbsthilfeprogramm, das Familien dabei helfen kann, gemeinsam den Weg aus der Depression zu gehen. Teilnehmer erhalten Hilfe bei der Überwindung von depressiven Verstimmungen in Form von Übungen zu Themen wie »Gefühle«, »Gedanken«, »Stressprävention« und »Beziehung«. Das kostenlose Programm wird unter anderem unterstützt von der AOK und der Universität Leipzig.

frnd.de

In der umfangreichen Mediathek des Vereins Freunde fürs Leben e.V. finden Betroffene und ihre Angehörigen Buchtipps sowie Hinweise auf Apps und Podcasts rund um die Themen Depression, Suizid und seelische Gesundheit – ansprechend aufbereitet für Jugendliche.

────────

Mehr Infos unter frnd.de
▸ Hilfe ▸ Mediathek

Aggressionen

Ist das noch ein normaler Trotzanfall, oder geht die Wut über jedes normale Maß hinaus? Wenn Kinder immer wieder übermäßig aggressiv sind, fühlen sich Eltern meist hilflos. Eine solche Reaktion ist verständlich, löst jedoch nicht das bestehende Problem. Überforderte Eltern sollten sich stattdessen nicht davor scheuen, Hilfe bei einer Erziehungsberatung oder einem Kinder- und Jugendtherapeuten in Anspruch zu nehmen. Dort kann den Ursachen der Wut auf den Grund gegangen und eine passende Therapieform, wie zum Beispiel eine Verhaltenstherapie, gefunden werden. Wichtig ist, dass die Kinder und Jugendlichen lernen, Konflikte nicht mit Gewalt, sondern mit anderen Mitteln zu lösen. In Akutfällen sollten sich Eltern an Krisennotdienste wenden, die meist schnell eine Lösung finden können, um die angespannte Situation zu entschärfen.

Gut zu wissen

»Sie beschimpfen, sie drohen, sie schlagen.« Was ist, wenn Kinder ihren Eltern Gewalt antun? Der Podcast auf Deutschlandfunk Kultur von Claudia Schiely behandelt das Thema Aggressionen in der Familie und mögliche Lösungen, wie das Prinzip der »Neuen Autorität«.

Der Podcast kann angehört werden unter deutschlandfunkkultur.de ▸ Suche nach »Aggressionen in der Familie: Wenn Kinder ihren Eltern Gewalt antun«.

fritzundfraenzi.ch
Warum werden Kinder aggressiv? Was können Eltern und Lehrpersonen tun? Dieses Dossier des Schweizer Eltern-Magazins »Fritz und Fränzi« gibt Antworten und Tipps rund um das Thema Aggression bei Kindern und Jugendlichen – mit Eltern-Berichten und Experteninterviews.

Mehr Infos unter
fritzundfraenzi.ch
▸ Dossiers ▸ Dossier: Aggression

neurologen-und-psychiater-im-netz.org
Aggression gehört zum menschlichen Verhalten. Was aber, wenn sie gehäuft auftritt? An dieser Stelle klärt das Informationsportal zur psychischen Gesundheit, betrieben von verschiedenen Berufsverbänden und Fachgesellschaften, über Aggressionen im frühen Kindesalter auf. Es benennt mögliche Ursachen und frühe Hilfestellungen.

Mehr Infos unter neurologen-und-psychiater-im-netz.org
▸ Suche nach »Aggressionen im frühen Kindesalter«

librileo.de
»Kinder und die Wut«: Auf dieser interaktiven Seite zum Thema Wut von Librileo, einem gemeinnützigen Leseförderprogramm für Kinder von null bis sechs Jahren, finden Eltern ein Vorlesevideo sowie zahlreiche Tipps, Spielideen und Entspannungsübungen zum Umgang mit dem überbordenden Gefühl.

Coolness, Scham und Wut bei Jugendlichen
In diesem Buch erklärt der Leiter des Grazer Instituts für Kind, Jugend und Familie den Eltern, wie sie mithilfe von Positiver Psychologie und Neuer Autorität einen guten Umgang mit jugendlichen Gefühlen, wie Coolness, Scham und Wut, finden können – mit Fallbeispielen und Übungen für den Alltag.

Mehr Infos unter librileo.de
▸ Unser Programm ▸ Bücherboxen
▸ zu den Bücherboxen ▸ Wut

Philip Streit: Coolness, Scham und Wut bei Jugendlichen. Mit Emotionen konstruktiv und positiv umgehen. Berlin: Springer-Verlag

89

Wenn es in Kita oder Schule nicht rund läuft

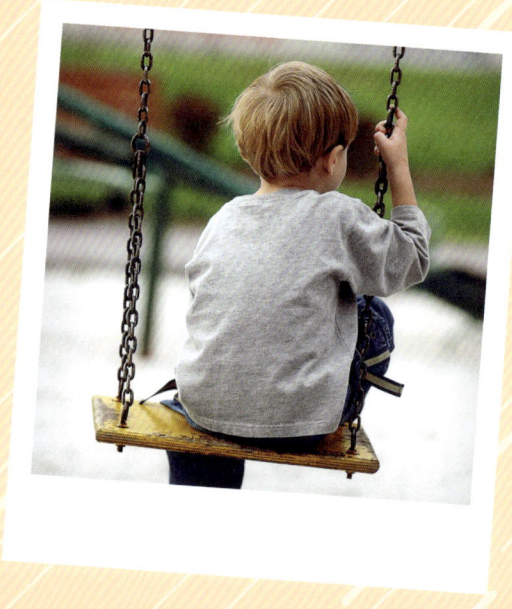

DIE KITA- UND SCHULZEIT sind zentrale Lebensabschnitte auf dem Weg vom Kleinkind zum jungen Erwachsenen. Umso wichtiger ist es, dass sie in guter Erinnerung bleiben. Manchmal kommt es jedoch trotz aller guten Absichten zu Problemen. Ob Verdacht auf AD(H)S oder eine sprachliche Entwicklungsstörung wie Stottern: Wenn es in Kita oder Schule nicht rund läuft, sollten Eltern sich nicht davor scheuen, professionelle Hilfe in Anspruch zu nehmen, zum Beispiel bei bestehenden Beschwerden in einem Sozialpädiatrischen Zentrum (SPZ) oder beim schulpsychologischen Dienst. Er berät auch zu Themen wie Hochbegabung, Lese-Recht-schreib-Schwäche oder Dyskalkulie sowie zu sozialen Problemen wie Mobbing. Bei Schwierigkeiten in den ersten Lebensjahren kann eine Frühförderung hilfreich sein, bei Schulproblemen kommt möglicherweise ein Nachteilsausgleich infrage. Wenn Kinder oder Jugendliche ausgeprägte Schulängste entwickeln oder gar zu Schulverweigerern werden, kann eine Vorstellung beim Kinder- und Jugendpsychiater oder Schulpsychologen sinnvoll sein.

Sozialpädiatrische Zentren und Schulpsychologen

Häufen sich Probleme im Kita- oder Schulalltag, sollten Eltern auf Ursachensuche gehen. Besteht zum Beispiel Verdacht auf eine Erkrankung, wie AD(H)S, helfen deutschlandweit Sozialpädiatrische Zentren (SPZ), die auf Kinder und Jugendliche spezialisiert sind. Sie können einen Förderbedarf ermitteln und auch eine passende Therapie in die Wege leiten. SPZ arbeiten eng mit den Kinder- und Jugendärzten vor Ort zusammen und beziehen auch die Eltern in die Behandlung mit ein. Für Schul- und Lernprobleme aller Art ist außerdem der schulpsychologische Dienst ein kompetenter Ansprechpartner. Schulpsychologen beraten vertraulich und behalten einen neutralen Überblick, etwa bei gemeinsamen Gesprächen von Elternhaus und Schule. Besteht eine dauerhafte Beeinträchtigung, kann ein Nachteilsausgleich beantragt werden. Dieser unterstützt das Kind bei seiner schulischen Laufbahn mit Maßnahmen, die auf den einzelnen Förderschwerpunkt zugeschnitten sind, wie beispielsweise einer Zeitzugabe bei Prüfungen.

Gut zu wissen
Unter dem Stichpunkt »Nachteilsausgleich« finden Eltern auf dieser Webseite der Bundesvereinigung Stottern & Selbsthilfe e.V. sehr übersichtliche Infoblätter zu den unterschiedlichen Regelungen der einzelnen Bundesländer (auch generell, nicht nur auf das Stottern bezogen).

Mehr Infos unter stottern-und-schule.de ▸ Service ▸ Downloads ▸ Link zu unseren 16 Bundesland-Infoblättern

kindergesundheit-info.de

Diese von der Bundeszentrale für gesundheitliche Aufklärung erstellte Übersicht bietet kompakte Informationen über die Funktion und Aufgaben der Sozialpädiatrischen Zentren (SPZ) in Deutschland – mit Link zu einer Adressdatenbank.

Mehr Infos unter kindergesundheit-info.de
▶ Themen ▶ Entwicklung ▶ Fördern & Unterstützen
▶ Sozialpädiatrische Zentren

schulpsychologie.de

Das von (Schul-)Psychologen in Eigenregie betreute Webportal beinhaltet Infobereiche speziell für Schüler, Lehrkräfte, Schulpsychologen sowie – in sehr umfangreichem Maße – auch für Eltern. Besonders hilfreich ist das nach Bundesländern geordnete Verzeichnis von schulpsychologischen Beratungsstellen.

Film: Schulpsychologie in NRW

In diesem knapp zehnminütigen Video stellt das Zentrum für Schulpsychologie der NRW-Landeshauptstadt Düsseldorf vier Beispiele aus dem Arbeitsbereich der Schulpsychologie vor – von der individuellen Beratung über schulpsychologische Diagnostik bis hin zur Supervision und Fortbildung von Lehrkräften.

Das Video ist abrufbar unter
youtube.com ▶ Suche nach
»Schulpsychologie in NRW«

kindernetzwerk.de

»Wie kann der Nachteilsausgleich besser gelingen?« Diese Frage war Thema der Jahrestagung 2020 des Kindernetzwerk e. V., dem Dachverband der Selbsthilfe von Familien mit Kindern und jungen Erwachsenen mit chronischen Erkrankungen und Behinderungen. Auf seiner Internetseite gibt der Verein Ratsuchenden informative Materialien zum Thema »Nachteilsausgleich an Schulen« an die Hand.

Die Materialien stehen zum kostenlosen Download bereit unter kindernetzwerk.de
▶ knwagenda ▶ Themenportal
▶ Nachteilsausgleich an Schulen

Frühförderung für einen guten Start

B raucht ein Kind Unterstützung bei seiner Entwicklung im motorischen, geistigen oder sprachlichen Bereich, zum Beispiel weil es stottert, sind Angebote der Frühförderung hilfreich. Ob Ergotherapie zur Bewegungsförderung oder Logopädie zur Sprachförderung: Es gibt viele Therapiemöglichkeiten, um das betroffene Kind bestmöglich zu unterstützen. Spezielle Beratungsstellen vor Ort, aber auch viele seriöse Informations- und Hilfsangebote im Internet, greifen den Eltern bei der Auswahl unter die Arme. Bei der Umsetzung der konkreten Therapie arbeiten Kinderärzte, Therapeuten, Sozialarbeiter oder Psychologen eng mit den Familien zusammen. Die Frühförderung kann bereits im Säuglingsalter starten und bis ins Schulalter reichen. Sie ist von großer Bedeutung, da mit ihrer Hilfe chronische Erkrankungen oder Behinderungen verbessert oder vermieden werden können.

Wenig Zeit?
Das Portal einfach-teilhaben.de des Bundesministeriums für Arbeit und Soziales informiert übersichtlich über die unterschiedlichen Leistungen und Einrichtungen auf dem Gebiet der Frühförderung. Es enthält außerdem hilfreiche Links zu weiteren Informationen.

Mehr Infos unter einfach-teilhaben.de ▸ Themen ▸ Kindheit und Familie ▸ Frühförderung

familienratgeber.de

Dieses Angebot der Aktion Mensch erklärt anschaulich, was Frühförderung beinhaltet, wer sie in Anspruch nehmen kann und welche Möglichkeiten sie bietet. Eine Adress-Suche unterstützt Eltern dabei, passende Angebote in der Nähe zu finden.

———————

Mehr Infos unter
familienratgeber.de
▸ Lebensphasen
▸ Geburt und Frühförderung

dbl-ev.de

Der Deutsche Bundesverband für Logopädie e.V. gibt auf seiner Website einen Überblick über Sprach-, Sprech-, Stimm- und Schluckstörungen bei Kindern, deren Ursachen sowie Diagnose- und Behandlungsmöglichkeiten. Das Portal hat außerdem eine Online-Suchfunktion für passende Logopädie-Praxen.

———————

Mehr Infos unter dbl-ev.de ▸ Logopädie
▸ Störungen bei Kindern

Stoppilino.
Wie ich mein Stottern zähmte

Dieses Mutmach-Buch richtet sich an Kinder ab 7 Jahren. Es erzählt die Geschichte von Hannes, der lernt, mit seinem Stottern gut umzugehen. Zudem enthält es ausführliche Informationen über das Stottern für Kinder, Eltern und andere Bezugspersonen. Dahinter steht die Bundesvereinigung Stottern und Selbsthilfe e.V., ein Interessenverbund stotternder Menschen, der auf dem Portal selbsthilfe-stottern.de Hilfe zur Selbsthilfe bietet.

———————

Isabella Colthorp und Franziska Herdter: Stoppilino. Wie ich mein Stottern zähmte. Köln: Demosthenes Verlag

bed-ev.de

Was ist Ergotherapie? Was bewirkt sie und wie kann man sie erhalten? In der Rubrik »Informationen für Interessierte & Patienten« bietet der Bundesverband für Ergotherapeuten Deutschland e.V. hilfreiche Infomaterialien zum Thema. Auf der Website ist zudem ein Therapeutenverzeichnis verfügbar, das auch kurze Angaben zu den inhaltlichen Schwerpunkten der jeweiligen Praxis enthält.

———————

Mehr Infos unter bed-ev.de
▸ Informationen für Interessierte & Patienten

Lese-, Rechtschreib- und Rechenschwäche

M it leuchtenden Augen hat das Kind seinen ersten Schultag begonnen, doch nun hat es Probleme mit dem Lesen- und Schreibenlernen oder mit dem Rechnen? Wenn Eltern feststellen, dass ihr Kind sich in der Schule schwertut, sollten sie sich frühzeitig Hilfe suchen. Eine erste Orientierung zu Lernstörungen, wie Legasthenie, Lese-Rechtschreib-Schwäche (LRS) oder Dyskalkulie (Rechenschwäche), können Fachportale im Internet, wie die LegaKids-Stiftung oder der Bundesverband Legasthenie und Dyskalkulie, bieten. Auch ein Gespräch mit der Klassenleitung des Kindes ist sinnvoll. Erhärtet sich der Verdacht, sollte ein Arzt für Kinder- und Jugendpsychiatrie und -psychotherapie die entsprechenden Tests durchführen. Im Anschluss werden die passenden Fördermaßnahmen in die Wege geleitet, damit das Kind wieder Spaß am Lernen und der Schule hat. Auch zu einem möglichen Nachteilsausgleich (▶ Seite 92) sollten Eltern sich beraten lassen.

Gut zu wissen
Der Arbeitskreis des Zentrums für angewandte Lernforschung, einer gemeinnützigen GmbH, bietet auf seiner Seite Symptomfragebögen für Eltern und Lehrkräfte an. Diese sollen eine Diagnostik nicht ersetzen, sondern für eventuell vorhandene Probleme sensibilisieren. Die kostenlosen PDFs sind für unterschiedliche Altersgruppen verfügbar.

Mehr Infos unter arbeitskreis-lernforschung.de
▶ Eltern, Lehrer und Pädiatrische Praxen ▶ Symptomfragebogen

legakids.net

Das Webportal der gemeinnützigen Lega-Kids-Stiftung GmbH bietet Hilfe bei Lese-Rechtschreib- sowie Rechenschwäche. Das Angebot umfasst kostenlose Lernspiele und Apps für Kinder und Jugendliche sowie wichtige Infomaterialien und Hinweise für Eltern und Lehrkräfte. Dies alles wird interaktiv vermittelt: mit Videos, Arbeitsblättern und Übungen sowie zahlreichen nützlichen Links.

bvl-legasthenie.de

Der Bundesverband Legasthenie und Dyskalkulie e. V. fasst auf seiner Seite Informationen zu Ursachen, Diagnostik und Therapiemöglichkeiten bei Legasthenie und Dyskalkulie zusammen. Erhältlich sind unter anderem verschiedene Info-Filme sowie ein Elternratgeber mit diversen Checklisten.

Mehr Infos unter bvl-legasthenie.de ▸ Ich bin ▸ Elternteil

Schulerfolg trotz LRS

Schulfrust aufgrund von Lese- und Rechtschreibschwierigkeiten – das muss nicht sein. Ingrid Naegele berichtet aus ihrer langjährigen Arbeit mit LRS-Kindern und deren Familien, erläutert, welche Ursachen Lese- und Rechtschreibschwierigkeiten haben und wie Eltern ihrem Kind bestmöglich helfen können. Ergänzend verfügbar ist kostenloses Online-Material zum Download unter beltz.de ▸ Suche nach »Schulerfolg trotz LRS«

Ingrid M. Naegele: Schulerfolg trotz LRS. Wie Eltern vorbeugen und gezielt fördern können. Hilfe bei Lese-Rechtschreibschwierigkeiten – Legasthenie – Dyslexie. Weinheim: Beltz Verlag.

Lurs-Abenteuer & Worträuber

Wer kann das Lese-Rechtschreib-Monster Lurs besiegen? Diese Herausforderung ist zentrale Aufgabe der beiden kostenlosen Lern-Apps »Lurs-Abenteuer« (für iOS) und »Worträuber« (für iOS und Android) der gemeinnützigen LegaKids-Stiftung GmbH. Grundschüler lernen dabei spielerisch, mit Sprache umzugehen und ihre Fähigkeiten zu verbessern.

ADS / ADHS

D ie Abkürzung ADS steht für den Begriff »Aufmerksam-
keits-Defizit-Störung«. Betroffenen Kindern fällt es schwer,
sich zu konzentrieren und länger bei einer Sache zu
bleiben. Kann das Kind zusätzlich nicht stillsitzen und zappelt
ständig herum, spricht man von ADHS (»Aufmerksamkeits-Defizit-
Hyperaktivitäts-Störung«). Oft gibt es schon im Kindergarten
Probleme, die sich mit dem Wechsel in die Schule noch verschär-
fen können. Ihr oft unausgeglichenes Temperament, ihr impulsi-
ves Verhalten und ihr mangelndes Konzentrationsvermögen
führen dazu, dass betroffene Kinder häufig »anecken«, schwer
Freunde finden und in der Schule hinter ihren intellektuellen
Möglichkeiten zurückbleiben. Oft leiden sowohl das Kind als auch
die Eltern und Geschwister massiv unter der Situation. Doch nicht
jedes unkonzentrierte oder verhaltensauffällige Kind hat ADHS.
Eine zuverlässige Diagnose kann nur ein erfahrener (Kinder-)Arzt,
Kinder- und Jugendlichen-Psychiater oder Psychotherapeut nach
einer eingehenden Untersuchung stellen.

Ganz persönlich
Auf der Webseite krankheitserfahrungen.de, einem Projekt der
Universitäten Freiburg, Göttingen und Brandenburg, berichten
Menschen von ihrem Leben zwischen Gesundheit und Krank-
heit. Dort zu lesen sind auch viele Erfahrungsberichte über das
Leben mit ADHS.

Mehr Infos unter krankheitserfahrungen.de ▶ AD(H)S bei Kindern und
Jugendlichen ▶ Personen

adhs-deutschland.de
Das Angebot des Selbsthilfeverbandes ADHS Deutschland e.V. umfasst neben vielfältigen Beratungsmöglichkeiten hilfreiche Informationen zum Thema und zu dessen möglichen Begleitstörungen sowie eine Selbsthilfedatenbank mit Suchfunktion nach Postleitzahl oder Ort.

adhs.aok.de
Das online-basierte, kostenlose ADHS-Elterntraining der AOK wurde in Zusammenarbeit mit ADHS-Experten entwickelt. Interaktive Übungen und Filmbeispiele helfen den Eltern, schwierige Alltagssituationen und typische Erziehungsprobleme zu meistern. Die Anmeldung erfolgt anonym.

Ratgeber ADHS
Dieser schmale, preisgünstige Band eignet sich für einen schnellen Einstieg ins Thema ADHS. Auf knapp 50 Seiten handelt er kurz und knapp viel Wissenswertes ab, einschließlich mehrerer hilfreicher Kapitel zur Frage: »Was kann man tun?«

Manfred Döpfner et al.: Ratgeber ADHS. Informationen für Betroffene, Eltern, Lehrer und Erzieher zu Aufmerksamkeitsdefizit-/Hyperaktivitätsstörungen. Göttingen: Hogrefe Verlag

ADHS-Kids
Die App »ADHS-Kids« basiert auf dem erfolgreichen Elternbuch »Wackelpeter & Trotzkopf« des ADHS-Experten Manfred Döpfner. Sie bietet neben Informationen und Erziehungsstipps diverse Erinnerungs- und Protokollfunktionen. Die App ist für Android und iOS verfügbar, gegebenenfalls fallen Kosten an.

Hochbegabung

Hochbegabung – Fluch oder Segen? Wenn ein Kind besondere Fähigkeiten hat, die seinem Alter weit voraus sind, fällt dies häufig erst bei Schwierigkeiten auf, zum Beispiel bei extremer Langeweile im Schulalltag. Vermuten Eltern bei ihrem Nachwuchs eine Hochbegabung, etwa weil er oder sie sehr früh anfängt zu sprechen, kann eine Erstberatung hilfreich sein. Der betreuende Kinder- und Jugendarzt kann Beratungsstellen empfehlen. In den meisten Bundesländern gibt es auch Beratungsstellen in den Schulbehörden, die meist über eine hohe praktische Erfahrung und ein Netzwerk von Beratern und Schulen verfügen. Wird eine Hochbegabung diagnostiziert, gilt es, das Kind oder den Jugendlichen seinen Fähigkeiten gemäß zu fördern. Neben diesen Herausforderungen begegnen Familien auch Vorurteilen, wie dem, dass alle Hochbegabten besonders gut in der Schule sind. Von großer Bedeutung für die Betroffenen ist deshalb ein zugewandtes Umfeld sowie ein liebevoller Zusammenhalt in der Familie. Auch der Austausch mit anderen Eltern kann hilfreich sein.

Ganz persönlich
»Hilfe – ich bin hochbegabt! Na und?«: In diesem Bändchen berichten hochbegabte Kinder im Grundschulalter von ihren Erfahrungen im Alltag. Sie erzählen von ihren Problemen und wie sie damit umgehen. Das Buch macht Mut und weckt Verständnis.

Mathias Wais: Hilfe – ich bin hochbegabt! Na und?: Mit schlauen Füchsen unterwegs. In Zusammenarbeit mit Kindern der Buchwerkstatt Dortmund. Stuttgart: Johannes M. Mayer Verlag

dghk.de
Die Deutsche Gesellschaft für das hochbegabte Kind e.V. bietet Beratungs- und Austauschmöglichkeiten sowie gemeinsame Aktivitäten für hochbegabte Kinder und ihre Familien. Der gemeinnützige Verein stellt auf seiner Webpräsenz außerdem gut strukturierte Informationen für Eltern und Pädagogen zur Verfügung sowie eine umfangreiche Linkliste mit Spiel- und Lernangeboten für Kinder. Auch Problemthemen wie Fehldiagnostik oder Verweigerung werden behandelt.

fachportal-hochbegabung.de
Das von (Schul-)Psychologen in Eigenregie betreute Webportal beinhaltet Infobereiche speziell für Schüler, Lehrkräfte, Schulpsychologen sowie – in sehr umfangreichem Maße – auch für Eltern. Besonders hilfreich ist das nach Bundesländern geordnete Verzeichnis von schulpsychologischen Beratungsstellen.

Mit intelligenten Kindern intelligent umgehen
Die Diplom-Psychologin Christa Rüssmann-Stöhr und Hagen Seibt, selbst Diplom-Psychologe und langjähriger Leiter des Arbeitskreises »Hochbegabte/Potenziale« im Berufsverband Deutscher Psychologen, haben für dieses Buch praktische Hilfestellungen und Erklärungen für Eltern, Erzieher und Lehrkräfte zusammengestellt. Die Handreichung macht Mut, neue Wege zu gehen. Sie wird empfohlen von der Deutschen Gesellschaft für das hochbegabte Kind.

Christa Rüssmann-Stöhr, Hagen Seibt: Mit intelligenten Kindern intelligent umgehen. Ratgeber für Eltern, Lehrer und Erzieher von hochbegabten Kindern. Frankfurt am Main: Info 3 Verlag

mensa.de
Mensa ist das weltweit führende Netzwerk für Hochbegabte mit allein 15.000 Mitgliedern aus verschiedenen Altersgruppen in Deutschland. Neben vielfältigen Informationen zum Thema finden Familien auf dem Webportal des Vereins unter der Rubrik »Mensa vor Ort« zahlreiche regionale Angebote, wie Familien-Gruppen und Feriencamps. Im Bereich »Hochbegabung verstehen & fördern« verweist der Verein auf geeignete Online-Lerntools für Kinder und Jugendliche mit Hochbegabung.

Mobbing

Mobbing tut weh und kann Existenzen zerstören. Wenn Kinder und Jugendliche immer wieder von Hänseleien, Drohungen oder Gewaltanwendungen berichten, virtuell oder in der realen Welt, sollten Eltern hellhörig werden. Handelt es sich nur um einen harmlosen Streit, oder haben die Demütigungen System? Bestätigt sich der Verdacht auf Mobbing oder Cybermobbing, ist es für Familien wichtig, nicht lange abzuwarten, sondern Hilfs- und Beratungsangebote zu nutzen, die das Kind oder den Teenager miteinbeziehen. Dabei gilt es, gemeinsam eine nachhaltige Lösung zu finden und die belastende Situation so schnell wie möglich zu beenden. Auch Mitschüler, Lehrkräfte und die Schule als Institution können Maßnahmen ergreifen, um Mobbing vorzubeugen oder einzudämmen. Die betroffenen Kinder und Jugendlichen selbst müssen wieder lernen, auf ihre eigenen Stärken und ihr Umfeld zu vertrauen. Auf diesem Weg brauchen sie Vertrauenspersonen, wie enge Familienmitglieder, Freunde oder Klassenkameraden, die ihnen zur Seite stehen.

Gut zu wissen
Unter dem Motto »Wir beraten Dich online!« unterstützt die Plattform JUUUPORT junge Menschen, die Probleme im Netz haben – beispielsweise bei Stress in den sozialen Medien oder Cybermobbing (▶ Seite 108). Die Beratung erfolgt durch ehrenamtlich aktive Jugendliche und junge Erwachsene, die JUUUPORT-Scouts.

Die Beratung via Kontaktformular oder Messenger ist datenschutzkonform und kostenlos. Mehr Infos unter juuuport.de ▶ Beratung

recht-relaxed.de
Dieses für Jugendliche entwickelte Portal des Bundesministeriums der Justiz und für Verbraucherschutz informiert sachlich und fundiert über Formen und Folgen von Mobbing. Darüber hinaus benennt es Handlungsoptionen für Betroffene – vom Täter-Opfer-Ausgleich bis zur Strafanzeige.

Mehr Infos unter
recht-relaxed.de
▸ Mobbing + Erpressung

irrsinnig-menschlich.de
Bei Mobbing ist es mit Ratschlägen, wie »Wehr Dich doch einfach!«, leider nicht getan. Auf einer übersichtlichen Infoseite berät der Verein Irrsinnig Menschlich e.V. zum Thema Mobbing, erklärt, warum es jeden treffen kann, welche Warnzeichen es gibt, und was jede(r) Einzelne dagegen tun kann – mit hilfreichen weiterführenden Links.

Mehr Infos unter irrsinnig-menschlich.de ▸ Hilfe
▸ Mobbing in der Schule

Cyber-Mobbing Erste-Hilfe App
Um jungen Menschen im Umgang mit Cybermobbing zu helfen, haben Jugendliche des klicksafe Youth Panels diese App entwickelt. In kurzen Videoclips geben die beiden Medienscouts, Emilia und Tom, Betroffenen konkrete Tipps zum Vorgehen gegen Cyber-Mobbing. Neben rechtlichen Infos und Links zu Beratungsstellen gibt es auch Tutorials zum Umgang mit beleidigenden Kommentaren auf Social-Media-Plattformen. Die App ist in mehreren Sprachen kostenlos für Android und iOS erhältlich.

Mehr Infos zur Cyber-Mobbing
Erste-Hilfe App unter klicksafe.de
▸ Service ▸ Aktuelles ▸ klicksafe-Apps

Das Anti-Mobbing-Elternheft
Woran erkenne ich, dass mein Kind gemobbt wird? Was kann ich tun? Was sollte ich vermeiden? Und was ist Mobbing überhaupt? Die schlanke Broschüre beantwortet auf 32 Seiten kurz und knapp Elternfragen rund um das Thema Mobbing. Auf beltz.de gibt es unter dem Suchbegriff »Das Anti-Mobbing-Elternheft« hilfreiche Zusatzmaterialien zum kostenlosen Download.

Mustafa Jannan: Das Anti-Mobbing-Elternheft. Schüler als Mobbing-Opfer – Was Ihrem Kind wirklich hilft. Weinheim: Beltz Verlag

Schulangst und -verweigerung

Verweigert das Kind oder der Jugendliche die Schule, oder schwänzt es den Unterricht? Ein Kind, das die Schule komplett verweigert, hat meist Angst vor den Leistungsanforderungen der Schule. Schulschwänzer dagegen haben Schwierigkeiten mit ihrem Sozialverhalten. In jedem Fall müssen Eltern herausfinden, warum ihr Nachwuchs der Schule fernbleiben möchte und gemeinsam mit allen Beteiligten klären, welche Lösungen einen Umschwung bewirken können. Darüber hinaus ist es hilfreich, Rat bei einem Kinder- und Jugendpsychiater oder Schulpsychologen zu suchen, um konkrete Maßnahmen in die Wege zu leiten. Schule ist ein Ort, an dem nicht nur gelernt wird, sondern auch Sozialkompetenzen geschult werden. Umso wichtiger ist ein regelmäßiger Schulbesuch ohne Angst und Zwang.

Ganz persönlich
Schulangst – was tun? »MrWissen2go«, alias Mirko Drotschmann, hat Schulangst selbst erlebt. Heute noch suchen ihn manchmal Albträume von Matheklausuren heim.
Im Video gibt er Kindern und Jugendlichen Tipps und erzählt von seinen eigenen Erfahrungen.

Das Video ist verfügbar unter youtube.de ▶ Suche nach »MrWissen2go: Schulangst«. Der YouTube-Kanal »MrWissen2go« – mit spannenden Themen aus Politik, Geschichte und Gesellschaft – gehört zum Online-Angebot funk.net der ARD und des ZDF.

neurologen-und-psychiater-im-netz.org
Was ist der Unterschied zwischen Schulvermeidung und Schulschwänzen? Welche
Ursachen haben sie? An dieser Stelle bietet
das Portal, betrieben von verschiedenen
Berufsverbänden und Fachgesellschaften,
fundierte Informationen zum Thema. Darüber
hinaus werden die jeweiligen Risikofaktoren,
Warnzeichen, Diagnostik und Therapiemöglichkeiten beschrieben.

———————

Mehr Infos unter neurologen-und-psychiater-im-netz.org
▶ Kinder- und Jugendpsychiatrie ▶ Störungen/
Erkrankungen ▶ Schulvermeidung und Schulschwänzen

**Elternratgeber –
Schulverweigerung**
Kompakt und lebensnah stellt
dieser Ratgeber zum Download
Warnsignale und Ursachen dar.
Zudem liefert er hilfreiche
Tipps – von Vereinbarungen mit
der Schule über einen geregelten
Tagesablauf bis zu Unterstüt-
zungsmöglichkeiten in der
Familie. Lediglich die letzten
Seiten, die Beratungsangebote
beinhalten, sind nur von regio-
nalem Interesse.

———————

Mehr Infos unter
landkreis-osnabrueck.de ▶ Suche nach
»Elternratgeber Schulverweigerung«

schulerfolg-sichern.de
Die Handreichung »Umgang mit
Schulverweigerung – Pädagogische Handlungsschritte« der Deutschen Kinder- und Jugendstiftung
schildert Schulverweigerung aus Sicht
der Schule und zeigt Handlungs-
möglichkeiten für Pädagogen und die
Schulsozialarbeit auf – eine hilfreiche Hintergrundinformation für die
Zusammenarbeit von Eltern und
Bildungseinrichtung.

———————

Die Broschüre steht zum Download bereit
unter schulerfolg-sichern.de ▶ Out of the box –
Wissensplattform ▶ Suche nach »Umgang
mit Schulverweigerung – Pädagogische Handlungsschritte«

Ich will nicht in die Schule!
In diesem Ratgeber erklärt der Autor,
ein Psychologe und Psychotherapeut,
die unterschiedlichen Auslöser für
Schulvermeidung und erläutert
anhand zahlreicher lebensnaher
Fallbeispiele, wie Eltern ihren Kindern
den Rücken stärken können.

———————

Philip Streit: Ich will nicht in die Schule!:
Ängste verstehen und in Motivation verwandeln.
Weinheim: Beltz Verlag

Mein Kind und die Medien

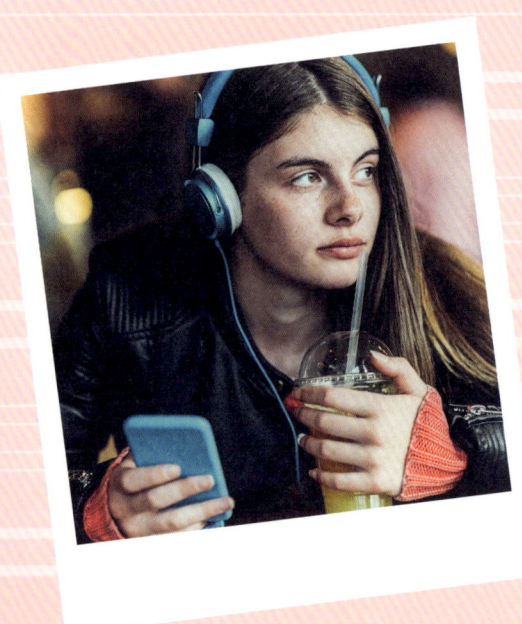

ZOCKEN, GLOTZEN, IM INTERNET SURFEN: Die Liste der medialen Verlockungen für Kinder und Jugendliche ist lang. Doch wie lange darf die tägliche Medienzeit sein? Worauf müssen Mütter und Väter achten? Eltern sollten die Risiken und Chancen der digitalen Welt kennen und sich bei seriösen Beratungsangeboten informieren. Wichtig ist, die Medien immer altersgerecht zu nutzen. Eltern sollten ihre Kinder dabei begleiten. Abhängig- keiten, wie der Gaming-Sucht, lässt sich dadurch vor- beugen. Die Handynutzung kann beispielsweise mit speziellen Apps kinder- bzw. jugendsicher gemacht und zeitlich beschränkt werden. Auch das Internet sollten Kinder und Jugendliche nicht unkontrolliert nutzen. Als Einstieg ins World Wide Web eignen sich Kindersuchma- schinen wie fragfinn.de. Mit älteren Kindern kann ein Medienvertrag geschlossen werden, der die Nutzungsre- geln und -dauer festlegt. Wer von klein auf den vernünf- tigen Umgang mit Medien lernt, hat größere Chancen, diesen im Jugend- und Erwachsenenalter fortzuführen.

Medienkompetenz

Ist diese App kindgerecht? Was ist Cybermobbing? Welche aktuellen Entwicklungen gibt es überhaupt in der Medienwelt? Im Mediendschungel können Eltern leicht den Überblick verlieren. Darüber hinaus ist es anstrengend, festgelegte Regeln zur Mediennutzung dann im Alltag auch konsequent durchzusetzen. Umso wichtiger ist es, dass Eltern bei der Medienerziehung am Ball bleiben. Zahlreiche Initiativen und Plattformen im Internet, aber auch Vor-Ort-Angebote, zum Beispiel an Schulen, unterstützen Familien dabei mit Informationen und Tipps zur altersgerechten, sicheren und datenschutzkonformen Mediennutzung. Damit das Leben nicht nur im Netz stattfindet, sollten Eltern ihren Kindern Angebote machen, die sie aus dem Haus locken, wie gemeinsame Ausflüge, sportliche Aktivitäten oder Treffen mit Freunden. Dass die Mediennutzung für Kinder und Jugendliche gleichzeitig einen Mehrwert bietet, macht die Sache umso schwieriger. Diese Balance gilt es herzustellen.

Gut zu wissen

Welche Medien eignen sich für welches Alter? Darüber gibt die Bundeszentrale für gesundheitliche Aufklärung unter Berücksichtigung der »3-6-9-12-Regel« Aufschluss in der Broschüre »Medien und Digitales – Elterninfo« – mit Infos zu Medienzeiten und Medienvertrag zum Ausdrucken.

Die Broschüre ist zum kostenlosen Download erhältlich unter bzga.de
▸ Suche nach »Medien und Digitales – Elterninfo«

schau-hin.info

Von Cybergrooming bis Surfen: Der Medienratgeber »SCHAU HIN!« informiert Familien über verschiedene Themen und aktuelle Entwicklungen in der Medienwelt. Dahinter stehen das Bundesministerium für Familie, Senioren, Frauen und Jugend, die beiden öffentlich-rechtlichen Sender Das Erste und ZDF sowie die AOK.

gutes-aufwachsen-mit-medien.de

Unter dem Motto »Schützen. Handeln. Stärken« gibt dieses Portal Eltern und Pädagogen wichtige Tipps zum Thema Medienerziehung. Es enthält außerdem eine Mediendatenbank mit kindgerechten Apps und Kinder-webseiten zum Stöbern. Die Initiative verschiedener Akteure wird unter anderem gefördert vom Bundesminis-terium für Familie, Senioren, Frauen und Jugend.

klicksafe.de

Die EU-Initiative für mehr Sicherheit im Netz unterstützt Familien beim kompetenten Umgang mit Medien und liefert viele praktische Tipps und Materialien, wie eine Familien-checkliste zu Falschinforma-tionen im Netz oder einen Leit-faden für Eltern zur Nutzung von Streaming-Diensten. Zudem gibt es altersgerechte Rubriken speziell für Kinder und Jugend-liche.

internet-abc.de

Beim Internet-ABC handelt es sich um ein sicheres und werbefreies Angebot, mit dem Kinder von fünf bis zwölf Jahren sowie ihre Eltern und auch Lehrkräfte ihre Internet-kompetenz ausbauen können. Dies geschieht anhand von Lernmodulen, Tipps und umfang-reichem, auf die jeweilige Zielgruppe zuge-schnittenem Infomaterial. Dahinter steht der gemeinnützige Verein Internet-ABC, an dem alle Landesmedienanstalten in Deutsch-land beteiligt sind.

Problematische Nutzung und Mediensucht

Heutige Jugendliche gehören der Generation der »Digital Natives« an, und auch jüngere Kinder wachsen zu Profis für digitale Medien heran. Sie verwenden das Smartphone und andere Geräte hauptsächlich, um mit Freunden in Kontakt zu treten sowie zur Unterhaltung. Doch wie findet man ein gesundes Maß? Wie beugt man möglichen Süchten vor? Für Eltern ist die Kontrolle des Medienkonsums besonders in der Pubertät ein schwieriges Unterfangen. Trotzdem sollten sie genau hinschauen. Besteht zum Beispiel der Verdacht einer Gaming- oder Social-Media-Sucht, sollten Eltern sich zügig Hilfe bei einem seriösen Beratungsangebot suchen und gegebenenfalls eine Therapie in die Wege leiten. Auch speziell für Jugendliche gibt es Angebote im Internet oder vor Ort, um sich zu informieren und unterstützen zu lassen, wie beispielsweise die »Real-Life-Challenge: 30 Tage – 30 Abenteuer« auf ins-netz-gehen.de, einer Initiative der Bundeszentrale für gesundheitliche Aufklärung.

Gut zu wissen
Die App »forest« belohnt längere Handy-Auszeiten mit dem Pflanzen eines Baumes. Sie ist teilweise kostenpflichtig. Wer zu einem geringen Preis die Premiumfunktion freischaltet, kann Punkte sammeln. Ist ein bestimmter Punktestand erreicht, wird ein echter Baum gepflanzt. Die App ist für iOS und Android erhältlich.

computersuchthilfe.info
Die Computer-Suchthilfe des
Deutschen Zentrums für
Suchtfragen des Kindes- und
Jugendalters bietet Tipps
und Hilfestellung zur problema-
tischen Nutzung von Games
und Social Media. Neben einer
Broschüre zum Thema in drei
Varianten – für Kinder und
Jugendliche, für Erwachsene
sowie für Angehörige (jeweils
als Download) – gibt es unter
anderem einen Fragebogen zur
Gaming-Sucht sowie ein um-
fangreiches Informations- und
Beratungsangebot.

multiplikatoren.ins-netz-gehen.de
Was lässt sich gegen exzessive Mediennutzung bei Jugendlichen tun? Welche Prä-
ventionsmaßnahmen gibt es? Dieses Portal
der Bundeszentrale für gesundheitliche
Aufklärung stellt Eltern viele hilfreiche Informationen zur maßvollen Mediennutzung
zur Verfügung – mit Beratungsstellendaten-
bank und E-Mail-Beratung.

ins-netz-gehen.de
Das Informationsportal
richtet sich gezielt an
Jugendliche. Das Angebot
der Bundeszentrale für
gesundheitliche Aufklärung
hilft ihnen dabei, die
richtige Balance im Um-
gang mit dem Internet zu
finden. Es umfasst unter
anderem den Online-Selbst-
test: »Bin ich süchtig?«
sowie das Online-Beratungs-
programm »Das andere
Leben« zur Verhaltens-
änderung.

Zocken, futtern, Schule schwänzen:
Das ISO-Syndrom
Das ISO-Syndrom steht für Internetabhängig-
keit (I), schulvermeidendes Verhalten (S)
und Obesitas (O; krankhaftes Übergewicht):
In ihrem Ratgeber gehen die beiden Autoren
auf Ursachen für diese drei Phänomene
ein und erklären, was Eltern dagegen unternehmen können – auch zur Vorbeugung.

———————

Wolfgang Siegfried, Tim Wanders: Zocken, futtern,
Schule schwänzen. Das ISO-Syndrom – die neue Gefahr
für unsere Kinder. Hamburg: Rowohlt Verlag

Gesundheitsinfos für Teenager

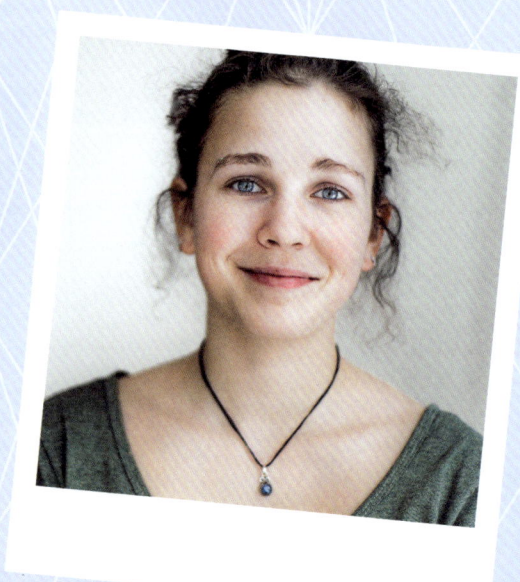

ERWACHSEN WERDEN IST GAR NICHT so leicht. Sowohl körperlich als auch seelisch verändert sich während der Pubertät sehr viel. Hormone fluten den Körper. Sie sorgen nicht nur für Pickel, Busen und Bartwuchs, sondern schicken viele Teenager auch auf eine Achterbahn der Gefühle. Damit muss man erst einmal klarkommen. Dabei helfen gute Freunde, die jetzt immer wichtiger werden. Von den Eltern wollen sich viele Jugendliche nicht mehr viel sagen lassen; trotzdem sind sie bei ernsthaften Fragen und Problemen immer noch hilfreiche Ansprechpartner. Wer mit seinen Eltern über heikle Themen nicht sprechen kann oder will, findet aber auch außerhalb der Familie Rat und Unterstützung. Grundsätzlich gilt: Je mehr Verantwortung Heranwachsende für sich und ihr Leben übernehmen wollen, desto wichtiger ist es, sich Gedanken über die Konsequenzen ihrer Entscheidungen zu machen – von der Sorge für die eigene Gesundheit über den Umgang mit Zigaretten, Joint & Co. bis zur Verhütung einer Schwangerschaft.

Körper und Sexualität

n der Pubertät verändert sich der Körper rasant. Pickel und Körperhaare sprießen. Mädchen bekommen einen Busen und ihre Periode, Jungen eine breitere Brust und eine tiefere Stimme. Gesellschaftliche Schönheitsideale und der Vergleich mit anderen können zeitweise zu Unzufriedenheit mit dem eigenen Körper führen. Ursache für die körperlichen Veränderungen sind Hormone, die die Geschlechtsreifung vorantreiben. Die Entwicklung der eigenen sexuellen Identität, die erste Liebe und erste sexuelle Erfahrungen sind wichtige Themen, die Teenager aber nicht unbedingt mit ihren Eltern diskutieren wollen. Zuverlässige Infos, etwa zur Verhütung ungewollter Schwangerschaften oder sexuell übertragbarer Erkrankungen, können Heranwachsende auch im Internet finden. Auch wenn Teenager sexuelle Belästigung oder Missbrauch erfahren, gibt es Hilfsangebote, die Betroffene online und anonym nutzen können (▶ Seite 136).

Gut zu wissen

N.I.N.A. steht für Nationale Infoline, Netzwerk und Anlaufstelle zu sexueller Gewalt an Mädchen und Jungen.
Die Organisation betreibt das bundesweite Hilfetelefon Sexueller Missbrauch und bietet über save-me-online.de eine spezialisierte Online-Beratung für ältere Kinder, Jugendliche und junge Erwachsene an.

Mehr Infos unter nina.info.de; dort stehen auch die Zeiten, zu denen das Hilfetelefon unter der Rufnummer 0800 22 55 530 erreichbar ist.

loveline.de

Das Jugendportal der Bundeszentrale für gesundheitliche Aufklärung bietet zuverlässige Infos zur körperlichen Entwicklung, zu Liebe, Partnerschaft, Pubertät, Sex und Verhütung. Das loveline-Online-Lexikon erklärt wichtige Begriffe, von »Aids-Test« bis »Zungenkuss«. Tests, Spiele, eine Chatfunktion und eine Datenbank mit Beratungsstellen runden das Angebot ab.

profamilia.de

pro familia ist ein deutschlandweiter Verbund von Beratungsstellen zur Familienplanung und Sexualpädagogik. In einem eigenen Bereich auf der Website finden Teenager sachliche Infos zu den Themen Pubertät, Sexualität und Verhütung sowie verschiedene Broschüren zum Download, zum Beispiel das Heft »MÄDCHEN – JUNGEN. Dein Körper« über die körperlichen Veränderungen in der Pubertät.

Broschüren zur Bestellung oder zum Download unter profamilia.de ▸ Publikationen ▸ Für Jugendliche

inter-nrw.de

Wenn die körperlichen Geschlechtsmerkmale nicht eindeutig männlich oder weiblich sind, spricht man von Intergeschlechtlichkeit. Für intersexuelle Menschen, ihre Eltern, Freunde und Angehörigen hat das Familienministerium Nordrhein-Westfalen gemeinsam mit der Ruhr-Universität Bochum das bundesweit erste Informationsportal für Intergeschlechtlichkeit entwickelt. Es informiert in mehreren Sprachen unter anderem über Beratungsmöglichkeiten, rechtliche und medizinische Fragen.

liebesleben.de

Mit ihrer Kampagne »Liebesleben«, zu der auch diese Website gehört, informiert die Bundeszentrale für gesundheitliche Aufklärung über sexuell übertragbare Krankheiten (STI) und Möglichkeiten, sich davor zu schützen. Denn STIs kommen häufig vor – so häufig, dass viele Menschen im Laufe ihres Lebens mindestens einmal davon betroffen sind.

Meine Gesundheit

Je jünger ein Kind ist, desto mehr Hilfe und Unterstützung braucht es von seinen Eltern. Teenager treffen immer häufiger ihre eigenen Entscheidungen und übernehmen mehr Verantwortung für sich und ihr Handeln. Dieser Abnabelungsprozess ist gut und wichtig, aber nicht immer einfach. Heranwachsende, die sich fit und gesund fühlen, verschwenden im Zweifelsfall nicht viele Gedanken an ihre Gesundheit – andere Dinge sind doch viel spannender! In der Kindheit und Jugend werden aber wichtige Grundlagen für die lebenslange Gesundheit gelegt. Gesundheits-»Sünden« in jungen Jahren, wie zum Beispiel mangelnde Bewegung (▶ Seite 36), ungesunde Ernährung (▶ Seite 34) oder nachlässige Zahnpflege (▶ Seite 54), können sich im Erwachsenenalter in Form gesundheitlicher Probleme rächen. Darum ist es vielleicht langweilig, aber trotzdem sehr wichtig, dass Teenager gut auf sich selbst und ihre Gesundheit achten.

Gut zu wissen
Impfungen schützen vor vielen Krankheiten. Viele davon werden schon im Baby- und Kleinkindalter verabreicht. Manche bekommt man erst als Teenager, andere müssen dann bereits aufgefrischt werden. Welche Impfung wann dran ist, listet diese Webseite übersichtlich auf.

Mehr Infos unter impfen-info.de ▶ Impfempfehlungen
▶ Für Jugendliche (12–17 Jahre)

apothekenumschau.de
Zur bekannten »Apotheken Umschau« gibt es ein modernes und ansprechend gestaltetes Webportal. Die Website bietet unter anderem einen Symptomfinder zur ersten Orientierung bei gesundheitlichen Problemen, viele Gesundheitstipps und einen interaktiven Körperatlas. Zahlreiche Podcasts zu aktuellen Themen runden das Angebot ab.

gesundheitsinformation.de
Zuverlässige und aktuelle Infos zu den unterschiedlichsten Gesundheitsthemen bietet diese Seite – zu manchen Themen gibt es auch spezielle Beiträge für Jugendliche. Ein Beispiel: Immer mehr Teenager schlafen schlecht. Was den Schlaf stört und wie man ihn verbessern kann, wird hier kompakt und verständlich erklärt.

――――――

Mehr Infos zum Thema Schlafstörungen bei Jugendlichen unter gesundheitsinformation.de
▶ Themengebiete ▶ Themen von A bis Z ▶ S
▶ Schlafstörungen ▶ Mehr Wissen ▶ Probleme mit dem Schlafen – Infos für Jugendliche

j1-untersuchung.de
Mit einem kurzen Animationsfilm und in knallbunter Optik informiert diese Seite Heranwachsende über die Jugenduntersuchung J1. Die Seite ist ein Gemeinschaftsprojekt des Berufsverbandes der Kinder- und Jugendärzte, der Stiftung Kindergesundheit und weiterer Partner.

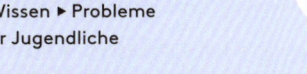

netdoktor.de
Fachjournalisten und Ärzte erklären auf diesem Portal Gesundheitsthemen locker und verständlich. Ein eigenes Themenspezial ist dem Teenageralter gewidmet. Hier gibt's Beiträge zu den unterschiedlichsten Themen, wie zum Beispiel Pickel, fettige Haare, Verhütung, körperliche Entwicklung, Liebeskummer, Regelschmerzen oder Schönheits-OPs.

――――――

Mehr Infos unter netdoktor.de/Teenager

Alkohol

Mit Sekt auf den Geburtstag anstoßen oder abends mit Freunden ein Bier trinken gehen – das ist für die meisten Erwachsenen ganz normal. Obwohl Alkohol ein erhebliches Suchtrisiko mit sich bringt, ist der Konsum gesellschaftlich weit verbreitet und akzeptiert. Auch viele Jugendliche greifen irgendwann zu alkoholischen Getränken – aus Neugier, weil's die anderen auch tun, um dazuzugehören oder um Spaß zu haben. Wie Alkohol wirkt, hängt stark von der Art und der Menge der Getränke ab. Wer regelmäßig trinkt, braucht nach und nach immer mehr, um die gleiche Wirkung zu erzielen. Doch schon bei einem mäßigen Alkoholkonsum bezahlt man den Genuss mit negativen gesundheitlichen Folgen. Alkohol ist ein Zellgift und erhöht das Risiko für über 200 verschiedene Krankheiten und Störungen. Heranwachsende sollten darum möglichst keinen oder zumindest nur wenig Alkohol trinken. Viele Infos über die Folgen von Alkohol und hilfreiche Tipps, wie man seinen Konsum beschränkt, gibt's online.

Gut zu wissen
Zwei Drittel der 12- bis 17-Jährigen haben schon einmal Alkohol getrunken, berichtet die Deutsche Hauptstelle für Suchtfragen. Deutsche Jugendliche trinken damit häufiger und mehr Alkohol als Gleichaltrige in anderen europäischen Ländern.

Mehr Zahlen und Fakten zum Alkoholkonsum von Jugendlichen in Deutschland unter dhs.de ▶ Infomaterial ▶ Publikationsform ▶ Factsheet ▶ Alkohol und Jugendliche

drugcom.de

Dieses fortlaufend aktualisierte Internetportal für Jugendliche informiert über legale und illegale Drogen, also auch über Alkohol. Dazu gibt es einen Selbsttest, Videos, News sowie eine Chat- und E-Mail-Beratung. Das 14-Tage-Programm »Change your Drinking« soll Jugendliche dabei unterstützen, ihren Alkoholkonsum in den Griff zu bekommen und zu reduzieren. Die Webseite drugcom.de ist ein Projekt der Bundeszentrale für gesundheitliche Aufklärung.

Mehr Infos zum 14-Tage-Programm für weniger Alkohol unter drugcom.de ▸ Beratung ▸ Change your Drinking

kenn-dein-limit.info

Mit diesem Portal setzt sich die Bundeszentrale für gesundheitliche Aufklärung für einen maßvollen Alkoholkonsum ein. Für Kinder und Jugendliche zwischen zwölf und 15 Jahren gibt es zusätzlich eine eigene Website: null-alkohol-voll-power.de. Auf beiden Portalen stehen solide Fakten rund um den Alkoholkonsum. Verschiedene Checklisten und Selbsttests helfen dabei, das eigene Risiko einzuschätzen.

No Exit

Daniel Grey Marshall hat nach einer frühen Alkohol- und Drogenkarriere als 15-Jähriger angefangen, diesen Roman zu schreiben – er schildert authentisch, herzzerreißend und beklemmend, was Alkohol, Drogen und sexueller Missbrauch anrichten können. Das Buch ist packend und gut geschrieben, aber keine leichte Kost.

Daniel Grey Marshall: No Exit. München: cbt Verlag

blu:app

Diese Suchtpräventions-App richtet sich an Teenager und junge Erwachsene und bietet unter anderem einen Coaching-Chat und ein Beratungsstellen-Verzeichnis. Ein Promillerechner sensibilisiert für die Wirkung von Alkohol im Körper. Der Verein Blaues Kreuz Deutschland ist ein christlich geprägter Suchthilfeverband und betreibt auch die Website bluprevent.de. Die blu:app ist für iOS und Android kostenfrei erhältlich.

Rauchen

Zigarette, Shisha, E-Zigarette – es gibt viele Möglichkeiten, Nikotin zu konsumieren. Viele Raucherkarrieren starten bereits in jungen Jahren: Jugendliche beginnen häufig in der sechsten bis achten Klasse mit dem Rauchen. Das Fatale ist: Je jünger man anfängt, desto schneller wird man abhängig. Neben der Suchtgefahr birgt das Rauchen auch gesundheitliche Risiken: Verschiedene Stoffe im Tabakqualm können den Körper ernsthaft schädigen. Am besten ist es daher, erst gar nicht mit dem Rauchen anzufangen. Initiativen wie der Schulwettbewerb »Be smart – Don't start« sollen Schülerinnen und Schüler darum zum Nichtrauchen motivieren. Insgesamt geht der Trend unter jungen Menschen zum Glück klar Richtung Nichtrauchen: Die Zahl der 18- bis 25-Jährigen, die noch nie geraucht haben, hat sich innerhalb von zehn Jahren fast verdoppelt – von 25 auf 46 Prozent. Aber auch für diejenigen, die rauchen und aufhören möchten, gibt es Hilfe und Unterstützung, unter anderem online.

Gut zu wissen
E-Zigaretten werden oft als nicht gesundheitsschädlich angesehen. Zahlreiche Studien belegen mittlerweile, dass das nicht stimmt. Und: Jugendliche, die zunächst mit dem »Dampfen« anfangen, wechseln später oft zum Tabakrauchen über.

Ein Interview mit einem der Zigarettenforscher findet man unter oekotest.de ▸ Suche nach »E-Zigaretten Jugendliche« ▸ Suchtgefahr: E-Zigaretten sind Einstiegsmittel für Jugendliche

rauchfrei-info.de

Dieses Portal der Bundeszentrale für gesundheitliche Aufklärung wendet sich an Erwachsene, ist aber auch für Jugendliche geeignet. Neben Infos zu den gesundheitlichen Folgen des Konsums von Zigaretten und E-Zigaretten bietet es auch ein Ausstiegsprogramm zur Rauchentwöhnung und hilfreiche Materialien, zum Beispiel einen Nichtraucherkalender für die ersten 100 Tage.

Ein Rauchfrei-Startpaket, der Nichtraucherkalender und andere kostenfreie Angebote sind zu finden unter rauchfrei-info.de ▸ Informieren ▸ Materialien

besmart.info

Seit mehr als 20 Jahren wird der Klassenwettbewerb »Be smart – Don't start« für rauchfreie Schulklassen bereits ausgerichtet. Hauptzielgruppe sind die Klassenstufen 6 bis 8. Der Wettbewerb soll die Schülerinnen und Schüler dazu ermutigen, erst gar nicht mit dem Rauchen anzufangen. Klassen, die das mehrheitlich schaffen, können attraktive Preise gewinnen.

smokerface

Dass Rauchen nicht gesund ist, weiß jedes Kind. Diese App simuliert die Folgen des Rauchens auf das eigene Aussehen: Einfach ein Selfie knipsen und auswählen, wie lange und wie viel man rauchen würde. Die App generiert dann ein künstlich gealtertes Portrait. Dieser »Blick in die Zukunft« motiviert manchen vielleicht zum Abgewöhnen oder Gar-nicht-erst-Anfangen. Die App ist für iOS und Android kostenlos verfügbar.

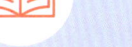

Stark ohne Stoff

Sachlich und nüchtern, zum Teil aber auch drastisch, schildert die Autorin die Wirkung und die Gefahren unterschiedlicher legaler und illegaler Drogen. Ein ausführliches Kapitel widmet sich den verschiedenen Spielarten des Nikotinkonsums, von der Zigarette über E-Zigaretten bis zur Shisha. Das Buch richtet sich an 12- bis 15-Jährige: Sie sollen zumindest wissen, worauf sie sich einlassen, wenn sie zur Zigarette oder anderem greifen.

Trude Ausfelder: Stark ohne Stoff. Alles, was du über Drogen wissen willst. München: Oberstebrink

Drogen

Fast alle Heranwachsenden kommen früher oder später mit Drogen in Kontakt, ob im Freundeskreis, auf Reisen, bei einem Festival oder auf einer Party. Viele probieren auch das eine oder andere aus – sei es aus Neugier, sei es, um kein Spielverderber zu sein. Ob es beim Ausprobieren bleibt oder ob sich daraus eine Abhängigkeit entwickelt, hängt von vielen Faktoren ab: der eigenen Persönlichkeit, dem Freundeskreis, dem Umfeld und der aktuellen Lebenssituation. Die Gefahr, in eine Abhängigkeit zu geraten, ist groß. Neben erheblichen gesundheitlichen Folgen kann der Konsum illegaler Substanzen weitere negative Konsequenzen haben – von Geldsorgen über den Verlust sozialer Kontakte bis hin zu Konflikten mit der Polizei, dem Verbot, den Führerschein zu machen, oder Problemen, einen Ausbildungsplatz zu finden. Bevor man solche Risiken eingeht, sollte man sich über die möglichen Konsequenzen im Klaren sein. Zuverlässige Infos und Hilfsangebote bei problematischem Konsumverhalten gibt es bei Drogenberatungsstellen und auch online.

Ganz persönlich
Der (autobiografische) Film „Die beste aller Welten" erzählt die Geschichte einer Kindheit in der Drogenszene Salzburgs. Der Film ist eine Hommage des Regisseurs Adrian Goiginger an seine alleinerziehende Mutter Helga, die trotz ihrer Heroinabhängigkeit alles darangesetzt hat, ihm eine behütete Kindheit zu ermöglichen.

Der Film »Die beste aller Welten« ist bei Streaming-Anbietern oder als DVD erhältlich.

quit-the-shit.net

Will ich weniger kiffen oder ganz aufhören? Bei dieser Seite entscheidet das jeder selbst. »Quit the Shit« ist ein Informations- und Beratungsservice für alle, die Cannabis konsumieren und das Kiffen mit professioneller Unterstützung in den Griff bekommen möchten. Dabei hilft ein Konsum-Tagebuch, das über vier Wochen geführt wird. Träger des Angebots ist die Bundeszentrale für gesundheitliche Aufklärung in Kooperation mit drugcom.de.

Wir Kinder vom Bahnhof Zoo

Christiane Felscherinow, deren Abgleiten in die Drogensucht im Alter von zwölf Jahren begann, erzählt in diesem Buch schonungslos, offen und brutal von ihrem Drogenalltag zwischen Schule und Straßenstrich. Dieses erschütternde Protokoll erschien erstmals 1978 und wurde in mehr als 20 Sprachen übersetzt. Der Autorin gelang der Ausstieg aus der Drogenszene unter anderem mithilfe eines Methadonprogramms.

———————

Christiane F., Kai Hermann, Horst Rieck: Wir Kinder vom Bahnhof Zoo: Eine Kindheit zwischen Heroin und Kinderstrich – nach einer wahren Geschichte. Hamburg: Carlsen.

sucht-und-drogen-hotline.de

Die Sucht & Drogen Hotline bietet bundesweit und rund um die Uhr eine telefonische Beratung und Hilfe durch erfahrene Fachleute aus der Drogen- und Suchthilfe – sowohl für Menschen mit Suchtproblemen als auch für deren Angehörige, Freunde oder Kollegen. Die Hotline ist ein Gemeinschaftsprojekt der Drogennotruf-Einrichtungen aus Berlin, Essen, Frankfurt und München.

———————

Die Sucht & Drogen Hotline ist unter der bundesweit einheitlichen Telefonnummer 01806 31 30 31 zu erreichen. Es fallen Telefongebühren an.

polizeifürdich.de

Diese Info-Seite der Polizei liefert Infos und Fakten zu legalen, illegalen und synthetischen Drogen. Das Angebot richtet sich in erster Linie an Jugendliche, ist aber auch für Eltern informativ. Die Seite schildert kurz und knapp die möglichen Auswirkungen der jeweiligen Substanz und nennt weiterführende Quellen sowie hilfreiche Anlaufstellen

———————

Mehr Infos unter polizeifürdich.de
▸ Deine Themen ▸ Drogen

Kummer, Stress und seelische Probleme

Manchmal wird einem alles zu viel: Stress mit Eltern oder Freunden, Probleme in der Schule, Liebeskummer, Angstzustände oder das Gefühl, nicht gut genug zu sein. Seelische und psychische Probleme (▶ Seite 78) können Menschen den Boden unter den Füßen wegziehen. Das betrifft junge wie alte gleichermaßen. Wichtig ist, sich frühzeitig Hilfe zu holen. Für vieles gibt es eine Lösung, und die findet man nicht immer allein. Wer nicht mit den Eltern, der Familie oder Freunden darüber sprechen kann oder will, kann zum Beispiel auch mit seinem Vertrauenslehrer, Schulsozialarbeiter oder auch seinem Kinder- und Jugendarzt reden. Außerdem gibt es viele telefonische und Online-Angebote, an die man sich – oft kostenlos und anonym – wenden kann. Manchmal hilft es schon, sich seinen Kummer von der Seele zu reden. Manchmal ist aber auch professionelle Unterstützung nötig, um aus einem Tief wieder herauszufinden.

Ganz persönlich
Wie lebt man mit Depressionen, Panikattacken oder einer Essstörung? Und wie wirkt sich das auf den Alltag der Betroffenen, auf ihre Familien und Freunde aus? Antworten auf diese Fragen liefert dieses Buch, in dem mehr als 60 authentische Geschichten einen Einblick in das Leben von aktuellen und ehemaligen Patienten der Kinder- und Jugendpsychiatrie in Tübingen und anderswo gewähren.

Bernd Gomeringer, Jessica Sänger, Ulrike Sünkel (Hrsg.): Vögel im Kopf. Geschichten aus dem Leben seelisch erkrankter Jugendlicher. Stuttgart: Hirzel

gefuehle-fetzen.net

Was ist los mit mir? Warum fühle ich mich so, wie ich mich fühle? Und wie geht es anderen in dieser Situation? Mit dieser Website lädt die Bundespsychotherapeutenkammer junge Menschen ein, sich über verschiedene psychische Probleme und Ausnahmezustände zu informieren. Zahlreiche Fallbeispiele ermöglichen einen sehr persönlichen Zugang, Infos zu Hilfsangeboten und Therapiemöglichkeiten zeigen Lösungswege auf.

nummergegenkummer.de

Darüber reden hilft – unter diesem Motto stellt der gemeinnützige Verein Nummer gegen Kummer, der aus dem Deutschen Kinderschutzbund hervorgegangen ist, seit über 40 Jahren ein telefonisches Beratungsangebot für Kinder und Jugendliche bereit, das inzwischen um eine E-Mail-Beratung ergänzt wurde. Auch Eltern können sich beraten lassen.

––––––––––

Die Nummer gegen Kummer ist bundesweit kostenlos unter der Rufnummer 116 111 zu erreichen. Die Sprechzeiten stehen auf der Homepage.

kidkit.de

Dieses Online-Portal bietet Kindern und Jugendlichen Hilfe beim Umgang mit »Problemeltern«, etwa bei Themen wie Sucht, Missbrauch und psychische Erkrankungen. Nützlich ist eine interaktive Karte, mit der man bundesweit nach Hilfsangeboten suchen kann. Die Website ist ein Kooperationsprojekt der Drogenhilfe Köln mit weiteren Partnern.

jugendnotmail.de

Auf jugendnotmail.de können sich Kinder und Jugendliche bis 19 Jahren mit ihren Sorgen online anonym an ein professionelles Beratungsteam mit mehr als 150 ehrenamtlichen Fachkräften wenden. Neben der Einzelberatung gibt es auch moderierte Foren und Chats zu Themen wie Depression, Selbstverletzung, Gewalt, Mobbing, Missbrauch und familiäre Probleme. Hinter dem kostenlosen Angebot steht die KJSH-Stiftung, ein Verbund gemeinnütziger Kinder- und Jugendhilfeträger.

Wenn nichts mehr so ist, wie es war

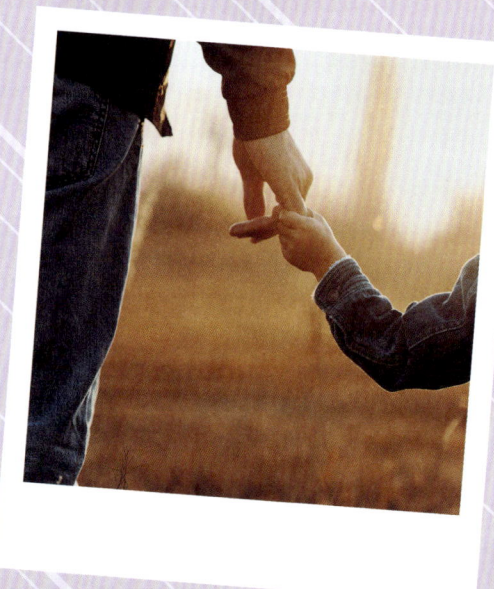

VON EINEM MOMENT ZUM ANDEREN steht die Zeit still: Wenn sich die Eltern trennen, ein Elternteil oder ein anderes Familienmitglied schwer erkrankt oder stirbt oder wenn Kinder Gewalt oder sexuellen Missbrauch erleben, gerät ihre Welt aus den Fugen. Gewalt zu erfahren – darunter leiden viele betroffene Menschen ihr Leben lang. Kinder und Jugendliche sind darauf angewiesen, in ihrer Not wahrgenommen und auch unterstützt zu werden. Eltern, Familie, Lehrer oder Nachbarn – sie alle sind in der Verantwortung, genau hinzuschauen, selbst zu helfen oder Hilfe zu organisieren. Ganz wichtig ist es, vorbehaltlos und ohne Vorwürfe, Ermahnungen oder vorschnelle Ratschläge für das betroffene Kind da zu sein und seinen Kummer ernst zu nehmen. Telefonische und Online-Beratungsangebote für Kinder und Nahestehende sind niedrigschwellige Anlaufstellen, die auch anonym genutzt werden können. Oft können diese bei Bedarf eine Lotsenfunktion übernehmen und den Weg zu passgenauen Hilfen weisen.

Trennung und Scheidung

W enn die Eltern sich trennen, bricht für die Kinder oft eine Welt zusammen. Selbst wenn es in der Partnerschaft schon lange kriselte, hoffen Kinder doch, dass die Eltern zusammenbleiben. Viele fragen sich, ob sie an der Trennung schuld sind. Wenn für beide Partner klar ist, dass sie sich trennen werden, ist es darum wichtig, die Kinder darüber zu informieren und klarzustellen, dass sie nicht dafür verantwortlich sind. Am besten ist es, wenn die Eltern gemeinsam mit den Kindern sprechen. Auch wenn die Paarbeziehung auseinanderbricht, sollten die Eltern weiterhin gemeinsam für die Kinder da sein und ihr Wohl im Auge behalten. Ein respektvoller Umgang miteinander, klare und faire Vereinbarungen sowie ein altersgemäßes Maß an Mitbestimmung für die Kinder machen es dem Nachwuchs leichter, mit der neuen Lebenssituation zurechtzukommen. Neben Familienberatungsstellen oder einer Mediation können auch Ratgeber in Buchform oder online hilfreich sein.

Wenig Zeit?
Der »Wegweiser für den Umgang nach Trennung und Scheidung«, der inzwischen in der 24. Auflage vorliegt, stellt die Bedürfnisse der Kinder in den Mittelpunkt. Der nützliche Serviceteil der Broschüre enthält unter anderem eine Checkliste und eine Mustervereinbarung.

Henning Dimpker, Marion von zur Gathen, Jörg Maywald: Wegweiser für den Umgang nach Trennung und Scheidung. Wie Eltern den Umgang am Wohl des Kindes orientieren können. Die preisgünstige Broschüre ist unter vamv.de ▸ Publikationen oder über den Online-Shop der Deutschen Liga für das Kind unter fruehe-kindheit-online.de ▸ Broschüren zu beziehen.

familienhandbuch.de

Die informative Website des bayerischen Staatsinstituts für Frühpädagogik behandelt diverse Themen rund um das Familienleben. Rund zwanzig Einzelbeiträge geben fundierte Auskunft zu unterschiedlichen Aspekten, die bei einer Trennung wichtig werden: von juristischen Fragen über die Rolle der Großeltern bis hin zu Ratschlägen, wie ein guter Kontakt zum getrennt lebenden Elternteil erhalten bleibt.

———————

Mehr Infos unter www.familienhandbuch.de
▸ Familie leben ▸ Familie in schwierigen Zeiten
▸ Trennung und Scheidung

finanztip.de

Das Portal der gemeinnützigen Finanztip Stiftung listet knapp und sachlich auf, was im Fall einer Trennung zu beachten ist und welche Fragen rund um die Kinder zu klären sind. Ein eigener Beitrag ist der »Düsseldorfer Tabelle« gewidmet, anhand derer die Unterhaltshöhe berechnet wird.

———————

Mehr Infos unter finanztip.de ▸ Recht & Steuern
▸ Familien- & Erbrecht ▸ Trennung oder
▸ Düsseldorfer Tabelle

Guter Umgang für Eltern und Kinder

Dieser Rechtsratgeber befasst sich hauptsächlich mit dem Umgang von Scheidungskindern mit dem abwesenden Elternteil. Eltern, die trotz persönlicher Differenzen zum Wohl der Kinder miteinander kooperieren wollen, finden in diesem Buch diverse hilfreiche Checklisten und Vorlagen, beispielsweise zur Vorbereitung und Durchführung des Trennungsgesprächs, zur Regelung und zur Organisation des Umgangs sowie zu einer Eltern- oder einer Scheidungsfolgenvereinbarung.

Und was wird jetzt mit mir?

Bin ich schuld daran, dass meine Eltern sich scheiden lassen? Wo werde ich jetzt wohnen? Das Autorenteam dieses Buches, zu dem unter anderem ein Kinder- und Jugendlichen-Psychologe gehört, liefert kurze, prägnante Antworten zu solchen Fragen. Die Texte sind einfühlsam geschrieben, ohne etwas zu beschönigen. Aus der Vogelschau fotografierte Bilder von Menschen und Gegenständen steuern eine weitere interessante Perspektive bei.

———————

Jan von Holleben, Arne Jorgen Kjosbakken, Dialika Neufeld: Und was wird jetzt mit mir? Scheidung – die besten Antworten. Stuttgart: Gabriel Verlag

Isabell Lütkehaus, Thomas Matthäus: Guter Umgang für Eltern und Kinder: Ein Ratgeber für Trennung und Scheidung. München: beck im dtv Verlag

Alleinerziehend

Nicht jede Beziehung hält auf Dauer. Mittlerweile besteht in Deutschland etwa ein Fünftel der Familien mit minderjährigen Kindern aus einem allein- oder getrennt erziehenden Elternteil mit seinem Nachwuchs. Alleinerziehende stehen oft vor großen Herausforderungen und sind häufig überdurchschnittlich belastet. Familienleben und Berufstätigkeit miteinander zu vereinbaren fällt Alleinerziehenden oft besonders schwer. Beratungsangebote, etwa von Jugendämtern, und staatliche Unterstützungsleistungen, wie Elterngeld oder Unterhaltsvorschuss, sollen es Ein-Eltern-Familien etwas leichter machen. Welche Hilfen es gibt und wo man sie bekommt, erfährt man beispielsweise online auf der Webseite familienportal. de des Bundesfamilienministeriums. Rat, Unterstützung und Erfahrungsaustausch bietet der Verband alleinerziehender Mütter und Väter, der sich auch für die Rechte von Ein-Eltern-Familien stark macht.

Gut zu wissen

Die AOK-Familienstudie 2018 zeichnet ein Bild der gesundheitlichen Situation von Familien in Deutschland. Sie zeigt, dass sich alleinerziehende Mütter und Väter stärker belastet fühlen und häufiger als Elternpaare Geldsorgen sowie psychische Probleme haben.

Mehr Infos unter aok-bv.de ▶ Suche nach »Familienstudie 2018 Studienzusammenfassung«

vamv.de

Der Verband alleinerziehender Mütter und Väter versteht sich als Interessenvertretung Alleinerziehender und ihrer Kinder. Neben dem politischen Engagement stehen die konkrete, praktische Unterstützung und Beratung Alleinerziehender im Mittelpunkt. Der Verband gibt nützliche Broschüren sowie ein regelmäßig aktualisiertes, über 250 Seiten starkes Taschenbuch mit dem Titel »Alleinerziehend – Tipps und Informationen« heraus.

Mehr Infos zu den Broschüren unter vamv.de ▸ Publikationen. Dort findet man auch ein PDF des VAMV-Taschenbuchs zum Download.

familienportal.de

Das Familienportal des Bundesministeriums für Familie, Senioren, Frauen und Jugend informiert über Unterstützungsangebote für getrennt oder alleinerziehende Eltern, beantwortet Fragen rund um Unterhalt und Vaterschaft und zeigt Wege auf, auch nach der Trennung gemeinsam Verantwortung für den Nachwuchs zu übernehmen.

Mehr Infos unter familienportal.de ▸ Meine Lebenslage ▸ Trennung ▸ Getrennt erziehend & Alleinerziehend

Finanzplaner Alleinerziehende

In diesem umfangreichen Ratgeber für Alleinerziehende, herausgegeben von der Stiftung Warentest, schildert die alleinerziehende Autorin und Bloggerin Christine Finke, welche finanziellen Unterstützungsangebote es für Alleinerziehende gibt, was beim Unterhalt und bei der Altersvorsorge zu beachten ist und wie man Kind und Job unter einen Hut bekommt.

Christine Finke: Finanzplaner Alleinerziehende. Geld und Recht: Das steht Ihnen zu. Berlin: Stiftung Warentest

pendelkinder

Diese verknüpfte Kalender-App erleichtert getrennt lebenden Eltern die Organisation. Beide Elternteile können Termine und Aufgaben anlegen und vermerken, wer sich worum kümmert. Außerdem können die Nutzer wichtige Kontakte hinterlegen und Infos wie Stundenpläne oder Geburtstagseinladungen hochladen. Die App ist für iOS und Android erhältlich. Vor dem Kauf der Vollversion kann man die App kostenlos einige Tage testen.

Die App ist ein Spin-off der Website pendelkinder.de, auf der es weitere Infos und einen Podcast zum Thema Alleinerziehen gibt.

Schwere Krankheit

Wenn ein Kind lebensbedrohlich erkrankt ist, bricht für die Eltern eine Welt zusammen. Wenn ein Elternteil betroffen ist, kommt zur Angst um die eigene Zukunft auch die Sorge um die Kinder. Die schwere Krankheit eines Familienmitglieds kann die gesamte Lebensplanung infrage stellen. Manche Eltern wollen deshalb schlimme Nachrichten möglichst von ihren Kindern fernhalten. Aber schon die Jüngsten haben ein Gespür dafür, dass etwas nicht stimmt. Lässt man sie im Ungewissen, kann sie das zutiefst verunsichern. Eltern sollten deshalb ihre Kinder immer informieren – behutsam und ihrem Alter angemessen. Für den Anfang reichen einige wenige Sätze. Anschließend sollte man auf die Fragen der Kinder eingehen. Verschiedene Vereine und Institutionen unterstützen Familien in solchen Lebenslagen mit Informationen, Beratung und Beglei-tung. Gerät das Familienleben durch eine schwere Erkrankung aus dem Lot, ist es richtig und wichtig, sich Hilfe zu holen, um die Situation gemeinsam, als Familie, bewältigen zu können.

Ganz persönlich
»Meine Mama, der Alzheimer und meine Kinder« – darum dreht sich die ebenso liebe- wie humorvolle Website von Peggy Elfmann. Die Journalistin schreibt anrührende Briefe an ihre an Alzheimer erkrankte Mutter und beantwortet einfühlsam Kinderfragen zum Thema Demenz.

Die Website alzheimerundwir.com umfasst neben einem Blog und anderen lesenswerten Texten auch einen Podcast.

kinder-krebskranker-eltern.de

Der in Mainz ansässige gemeinnützige Verein Flüsterpost will Kinder krebskranker Eltern unterstützen. Auf seiner Website sind zahlreiche Informationen, Buch-, Film- und Linktipps zusammengestellt. Eigene Bereiche für Kinder, Jugendliche und Erwachsene bereiten das Thema Krebs jeweils altersgerecht auf. Außerdem gibt es eine telefonische und eine E-Mail-Beratung.

baer.bayern.de

Der Online-Erziehungsratgeber des Bayerischen Landesjugendamtes greift sachkundig und lebensnah wichtige Themen auf, die Familien bewegen. Ein eigener Bereich widmet sich dem Thema »Familie in der Krise«. Darin erfahren Eltern unter anderem, dass und wie sie mit ihren Kindern über eine schwere Erkrankung eines Elternteils, eines nahen Verwandten oder des Kindes selbst sprechen sollten.

———————

Mehr Infos unter baer.bayern.de ▸ Familie & Umfeld
▸ Familie ▸ Familie in der Krise ▸ Schwere Krankheit

Sieben Minuten nach Mitternacht

Mitfühlend und eindringlich erzählt dieses Jugendbuch von den Gefühlen und Gedanken eines Jungen, dessen Mutter unheilbar an Krebs erkrankt ist. In der mit dem Deutschen Jugendbuchpreis ausgezeichneten Geschichte, die auch verfilmt wurde, geht es um das Loslassen, das irgendwann unvermeidlich, aber so unendlich schwer ist. Die Autorin Siobhan Dowd erlag während der Arbeit an dem Buch ihrem Krebsleiden, Patrick Ness schrieb es zu Ende.

———————

Patrick Ness, Siobhan Dowd: Sieben Minuten nach Mitternacht. München: Goldmann Verlag

Papas Seele hat Schnupfen

Neles Papa, ein Zirkusartist, ist an einer Depression erkrankt, und auch Neles bunte Welt wird dadurch immer grauer. Zum Glück beantwortet der »Dumme August« klug und einfühlsam viele ihrer Fragen. Das mehrfach ausgezeichnete Buch ist in Zusammenarbeit mit der Deutschen DepressionsLiga entstanden und richtet sich an 6- bis 8-Jährige. Dazu gibt es eine Musik-CD, ein Schulkonzept und Arbeitshefte, in denen Kinder ihre eigene Geschichte erzählen und ihre Gefühle reflektieren können.

———————

Claudia Gliemann, Nadia Faichney: Papas Seele hat Schnupfen. Karlsruhe: Monterosa Verlag

Tod und Trauer

Der Verlust eines geliebten Menschen ist eine einschneidende Erfahrung, die die Hinterbliebenen zutiefst erschüttert. Die Zeit des Abschiednehmens, das Sterben und den Tod eines nahestehenden Menschen erlebt jeder anders. Auch die Trauer selbst ist individuell. Gleichzeitig lässt sie sich weder wegdiskutieren noch schönreden oder umgehen. Es gibt nur einen Weg, um mit dem Verlust weiterzuleben: Man muss durch die Trauer hindurchgehen. Diesen Weg geht man am besten gemeinsam mit anderen. Die gemeinsame Trauer kann Eltern, Kinder, Partner und Freunde verbinden. Sich mit anderen Betroffenen auszutauschen – auch mit professionellen Sterbe- und Trauerbegleitern im persönlichen Gespräch oder online – kann Trauernden helfen. Kinder sind stark auf den Trost und die einfühlsame Begleitung durch ihre Eltern oder andere wichtige Bezugspersonen angewiesen. Heranwachsende machen vielleicht lieber von externen Angeboten Gebrauch. Ideal ist es, wenn Familien neben der individuellen auch eine gemeinsame Form der Trauer finden und leben können.

Ganz persönlich
Intensiv setzt sich Claudia Möller, die Autorin dieses Blogs, rückblickend mit dem Tod ihrer schwerstbehinderten Zwillingsschwester auseinander, die im Alter von fünf Jahren starb. Dabei findet sie überraschend poetische Worte für ihre Trauer und ihre Wut über diesen Verlust.

Der seit einigen Jahren abgeschlossene Blog ist online zu finden unter meineschwestertotundichhier.wordpress.com.

veid.de

In schweren und belastenden Situationen kann der Erfahrungsaustausch mit anderen Betroffenen im Rahmen der Selbsthilfe eine wichtige Stütze sein. Auf der Website des Bundesverbandes Verwaiste Eltern und trauernde Geschwister in Deutschland (VEID e.V.) finden Betroffene Menschen, die sie begleiten, hilfreiche Links und Informationen sowie eine Liste von Ansprechpartnern vor Ort.

da-sein.de

»Wir mailen Mut« – das ist das erklärte Ziel von da-sein, einer digitalen Beratungsstelle für junge Menschen. Lebensverkürzend erkrankte und trauernde Jugendliche und junge Erwachsene können sich anonym und kostenfrei per Mail mit gleichaltrigen, ehrenamtlichen Gesprächspartnern aus einem intensiv geschulten und begleiteten Team austauschen. Träger dieses mehrfach ausgezeichneten Online-Portals ist die Stiftung Hospizdienst Oldenburg.

Für immer anders

Familien fällt es mitunter schwer, einen Weg zu finden, um gemeinsam mit Verlust, Abschied und Tod umzugehen. Im gemeinsamen Trauern und Gestalten von Erinnerungen kann jedoch viel Trost liegen. Die Autorin Mechthild Schroeter-Rupieper ist Familientrauerbegleiterin. Sie will Eltern mit diesem Buch dabei helfen, ihre Kinder und sich selbst in ihrer individuellen Trauer wahr- und anzunehmen.

――――――――

Mechthild Schroeter-Rupieper: Für immer anders – Das Hausbuch für Familien in Zeiten der Trauer und des Abschieds. Düsseldorf: Patmos Verlag

klartext-trauer.de

Das Kinder- und Jugendhospiz Balthasar in Olpe war die erste Einrichtung dieser Art in Deutschland. Das erfahrene Team von (Kinder-)Krankenschwestern, Sozialpädagogen oder Trauerbegleitern ist auch online für Jugendliche und junge Erwachsene da. Auf der Website klartext-trauer.de gibt es neben Informationen, Literatur- und Medientipps auch ein Forum, ein Sorgentelefon, einen Chat und eine E-Mail-Beratung rund um die Themen Sterben, Tod und Trauer.

Gewalt und Missbrauch

Gewalt hat viele Gesichter: Schläge, Drohungen und Beschimpfungen, sexuelle Belästigung oder Missbrauch. Gewalterfahrungen lassen Kinder und Jugendliche oft hilflos zurück. Scham, Schuldgefühle und die Frage, ob man selbst etwas zu dem Vorfall beigetragen hat, machen es vielen Heranwachsenden schwer, sich jemandem anzuvertrauen – vor allem dann, wenn die Übergriffe im familiären Umfeld oder durch enge Bezugspersonen stattfinden. Viele Betroffene leiden ein Leben lang unter den Folgen. Umso wichtiger ist es, sich frühzeitig Hilfe zu holen. Beratungsstellen, die Polizei oder das Jugendamt sind mögliche Anlaufstellen. Anonyme Hilfetelefone und Online-Angebote machen den ersten Schritt leichter. Wer den Verdacht hat, ein Kind oder Jugendlicher könnte ein Opfer von Missbrauch oder Gewalt sein, sollte ebenfalls handeln und nicht wegsehen. Um Kinder vor derartigen Übergriffen zu schützen, sollte man ihnen von klein auf ihre eigenen Grenzen zugestehen und sie dazu ermutigen, diese auch einzufordern.

Gut zu wissen

Das Hilfeportal Sexueller Missbrauch ist ein Angebot des Unabhängigen Beauftragten der Bundesregierung für Fragen des sexuellen Kindesmissbrauchs. Es ermöglicht Betroffenen, Angehörigen und Fachkräften einen systematischen Zugang zu Informationen und Hilfsangeboten wie dem kostenlosen Hilfetelefon.

Mehr Infos unter hilfeportal-missbrauch.de. Betroffene Kinder finden unter deine-playlist-2021.de Hilfsangebote per Telefon, E-Mail oder Chat.
Wer sich konkrete Sorgen um ein Kind macht, kann das »Hilfetelefon Sexueller Missbrauch« kontaktieren (anrufen-hilft.de).

nummergegenkummer.de

Der Verein Nummer gegen Kummer e.V. ist der Dachverband des größten kostenfreien, telefonischen Beratungsangebotes für Kinder, Jugendliche und Eltern in Deutschland. Junge Menschen finden telefonisch am Kinder- und Jugendtelefon und online bei der E-Mail-Beratung Rat, Trost und Unterstützung. Die Beraterinnen und Berater der »Nummer gegen Kummer« öffnen bei Bedarf Wege zu weiteren Hilfen.

Das Kinder- und Jugendtelefon ist unter der Nummer 116 111 gebührenfrei zu erreichen. Für Eltern gibt es das Elterntelefon mit der Rufnummer 0800 111 0 550. Die Sprechzeiten stehen auf der Website.

trau-dich.de

Das Kinderportal der Bundesweiten Initiative zur Prävention des sexuellen Kindesmissbrauchs informiert kindgerecht über Kinderrechte, beantwortet Fragen zum Thema und listet Hilfsangebote auf. Außerdem sensibilisiert die Website – beispielsweise mit interaktiven Spielen wie dem »Küsschentest« – für die eigenen und die Grenzen anderer.

Der »Küsschentest« ist im Bereich »Deine Spiele« zu finden. Dorthin gelangt man, wenn man im Bild auf der Startseite den Controller auf dem Sofa anklickt.

save-me-online.de

Bei save-me-online.de können sich Jugendliche, die in ihrem Umfeld oder online von sexuellen oder anderen Übergriffen betroffen sind, informieren und beraten lassen. Sie erhalten eine professionelle und kostenlose Unterstützung, die auf Wunsch auch anonym erfolgen kann. Die Website gehört zum Online-Angebot der Fachberatungsstelle N.I.N.A. e.V. (Nationale Infoline, Netzwerk und Anlaufstelle zu sexueller Gewalt an Mädchen und Jungen).

aktion-tu-was.de

»Tu was« ist eine Initiative der Polizei für mehr Zivilcourage. Unter den Stichwörtern »Gegen Misshandlung« oder »Gegen Gewalt« wird kurz und knapp beschrieben, was im Falle eines Verdachts auf Kindesmisshandlung oder Gewalt zu tun ist.

Mehr Infos unter aktion-tu-was.de ▸ Tu was ▸ Gegen Misshandlung oder ▸ Gegen Gewalt

Damit es auch den Eltern gut geht

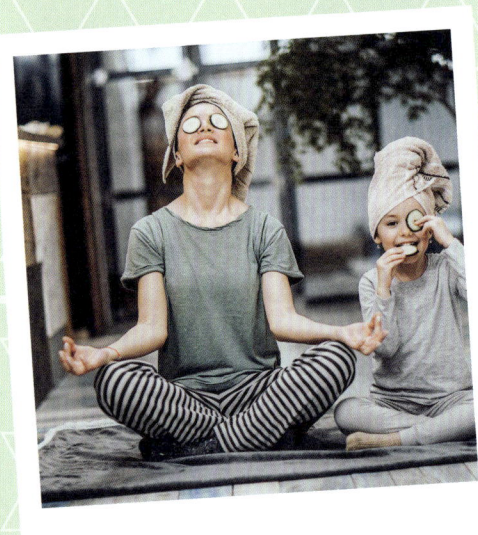

DAS KIND IST KRANK, die Arbeit ruft und zu Hause türmen sich die Wäscheberge: In Situationen wie diesen sind Eltern ganz schön gefordert und manchmal auch überfordert. Damit ihnen im Familienleben nicht die Puste ausgeht, sollten sie bewusst für Ausgleich sorgen, sich bei der Alltagsorganisation unterstützen lassen und Angebote zur Stressbewältigung nutzen. Auch die Paarbeziehung sollte trotz der vielfältigen Aufgaben und Herausforderungen nicht zu kurz kommen. Ein weiteres großes Thema ist die Vereinbarkeit von Familie und Beruf, über die sich Eltern schon austauschen sollten, bevor das Baby da ist. Dabei sind sie nicht allein. Von Geburt an gibt es staatliche Familienleistungen zur Entlastung, die je nach Lebenslage in Anspruch genommen werden können – zum Beispiel Mutterschaftsgeld oder Elternzeit. Kommen Mütter oder Väter in bestimmten Situationen an ihre psychischen oder körperlichen Grenzen, ist Hilfe von außen gefragt. Dieses zu akzeptieren, ist immer der erste wesentliche Schritt.

Alltagsorganisation und Stressbewältigung

Stress, lass nach! Im Familienalltag gibt es immer wieder Belastungsphasen, die für Eltern besonders anstrengend sind. Damit sie sich selbst und ihre/n Partner/in dabei nicht aus den Augen verlieren, sollten Mütter oder Väter im Trubel des Alltags Entlastungsangebote wahrnehmen. So können beispielsweise Familienangehörige, Freunde oder andere Betreuungspersonen ab und an auf den Nachwuchs aufpassen, damit die Eltern alleine oder als Paar etwas unternehmen können. Darüber hinaus helfen Achtsamkeits- oder Stresspräventionskurse, etwa in Form einer App, dabei, in fordernden Situationen ruhig und gelassen zu bleiben. Finden Eltern für bestimmte Herausforderungen im Alltag keine Lösung, sollten sie sich Rat suchen, zum Beispiel bei einer Eltern-Initiative. Wichtig ist, dass sie nicht immer nach Perfektion streben, sondern mit Selbstmitgefühl und weniger Selbstkritik an die Elternschaft herangehen. Übrigens: Prioritäten zu setzen verringert oft auch die Stressgefühle.

Ganz persönlich

»Faule Eltern leben so, wie es ihrem Energiehaushalt und Prioritäten passt und folgen eben nicht irgendeinem Standard. Sie haben dabei das Wohl der Kinder und ihr eigenes im Auge. Und tatsächlich bin ich davon überzeugt, dass diese Haltung Kindern eher gut tut.«

Die Bloggerin Sonja Lehnert, Mutter zweier Kinder, erzählt auf mama-notes.de über den Familienalltag, Feminismus und das Nicht-Helikopter-Elternsein. Mehr Infos unter: „https://mama-notes.de/warum-faule-eltern-gute-eltern-sind".

elternhotline.de
Die ElternHotline, ein Ableger des Forschungsinstituts für Bildungs- und Sozialökonomie in Berlin, bietet auf ihrer Website vielfältige Infos, nützliche Links zu diversen Beratungs- und Hilfsangeboten, aber auch Tipps zur Lernbegleitung, zur Selbstorganisation und zur Freizeitgestaltung. Eine telefonische und eine E-Mail-Beratung runden das Angebot ab – kostenlos und mehrsprachig.

moodgym.de
Das kostenlose Online-Selbsthilfeprogramm hilft bei der Vorbeugung oder Verringerung von depressiven Symptomen oder Angstbeschwerden. In fünf Bausteinen können Betroffene lernen, negative Gedankenmuster zu erkennen und durch neue zu ersetzen – anonym und kostenfrei. Das Programm wird unter anderem unterstützt von der AOK und der Universität Leipzig.

Lebe Balance
Die App »Lebe Balance« der AOK ist ein Achtsamkeitstraining gegen Stress mit vielfältigen Übungen für mehr Ruhe und Gelassenheit. Sie ist als Kurs aufgebaut, die Übungen können aber auch einzeln absolviert werden. Neben dem Praxisteil enthält sie viele interessante (Audio-)Erklärungen und hilfreiche Hinweise. Die Anwendung ist kostenlos für Android und iOS verfügbar.

Wir Eltern sind auch nur Menschen!
Wie tickt das Elternhirn, vor allem bei Stress, und warum ist das so? Was ist Selbstmitgefühl, und wie funktioniert es? Fragen wie diesen geht Jörg Mangold, Facharzt für Kinder- und Jugendpsychiatrie und Ärztlicher Psychotherapeut, in seinem Ratgeber nach. Darüber hinaus enthält das Buch einen großen Praxisteil, darunter ein Acht-Wochen-kurs für Eltern und Achtsamkeitsübungen für die ganze Familie.

Jörg Mangold: Wir Eltern sind auch nur Menschen! Selbstmitgefühl zwischen Säbelzahntiger und Smartphone. Freiburg: Arbor Verlag

Hilfen und Entlastungs-
möglichkeiten

D ie Geburt eines Kindes krempelt das Leben ganz schön um. Aufgaben müssen neu verteilt, Verantwortlichkeiten neu festgelegt werden. Um Familien einen guten Start zu ermöglichen, gibt es viele staatliche Unterstützungsangebote und Leistungen, wie den Mutterschutz, die Elternzeit oder das Elterngeld. Bereits vor der Geburt sollten werdende Eltern ermitteln, welche davon sie in Anspruch nehmen können und diese zum richtigen Zeitpunkt beantragen. Bei der Auswahl hilft beispielsweise das »Infotool für Familien« des Bundesfamilienministeriums. Wollen oder müssen beide Elternteile weiterhin arbeiten, sollten sie sich im Vorfeld Gedanken über die Vereinbarkeit von Familie und Beruf machen. Fragen, wie »Wer kümmert sich wann um den Haushalt?«, sollten vorab geklärt werden, um den Alltag bestmöglich zu strukturieren. Brauchen Vater oder Mutter bei all diesen Anforderungen dringend Erholung, sollten sie Entlastungsmöglichkeiten nutzen und diese aktiv nachfragen.

Gut zu wissen
Ob Elterngeld oder Familienpflegezeit: Mit dem »Infotool für Familien« des Bundesfamilienministeriums können Eltern in wenigen Schritten herausfinden, welche Familienleistungen oder -hilfen ihnen oder ihrer Familie voraussichtlich zustehen.

Mehr Infos unter infotool-familie.de

familienportal.de

Das Familienportal des Bundesfamilienministeriums informiert über Unterstützungsmöglichkeiten. Die Website führt rasch zu passenden Infos und Hilfsangeboten. Möglich ist eine Navigation nach Lebenslagen, zum Beispiel »Schwangerschaft & Geburt« oder »Krise & Konflikt«, oder nach Familienleistungen. Besonders hilfreich ist der Bereich »Rechner & Anträge«.

familienplanung.de

Das Portal der Bundeszentrale für gesundheitliche Aufklärung stellt ausführliche Informationen über Elterngeld und Elternzeit sowie die Rückkehr in den Beruf und die Arbeitsteilung in der Familie zur Verfügung. Videointerviews mit unterschiedlichen Fachleuten geben interessante Denkanstöße zur Vereinbarkeit von Familie und Beruf.

Mehr Infos unter familienplanung.de
▸ Schwangerschaft & Geburt
▸ Familie und Beruf

arbeitsagentur.de

Die Arbeitsagenturen beantworten in der Rubrik »Familie und Beruf vereinbaren« Fragen rund um diese Herausforderung und geben Tipps zur Kinderbetreuung, zu Unterstützungsleistungen und Arbeitszeitmodellen. In der Rubrik »Unterstützung für Eltern« finden sich ausführliche Informationen zu staatlichen Leistungen, wie Elterngeld oder Hilfen für Alleinerziehende.

Mehr Infos unter
arbeitsagentur.de
▸ Familie und Kinder

muettergenesungswerk.de

Das 1950 gegründete Müttergenesungswerk ist eine spendenfinanzierte Organisation mit zahlreichen Beratungsstellen und über 70 Kliniken. Auf der Homepage finden Eltern Informationen rund um die verschiedenen Kurangebote sowie den Selbsttest »Reif für die Kur?«

Gute Gesundheitsinformationen

Mit dieser Checkliste können Sie einschätzen, wie vertrauenswürdig eine schriftliche Gesundheitsinformation ist. Die Liste enthält zwölf wichtige Eigenschaften, die zu einer guten Qualität beitragen. Je mehr dieser Qualitätsmerkmale auf ein Informationsangebot zutreffen, desto eher können Sie ihm vertrauen.

Frage	Eigenschaft der Information
Wer steht dahinter?	Die herausgebende Organisation der Gesundheitsinformation ist genannt (siehe z. B. »Impressum«).
Wer hat's geschrieben?	Die Autorinnen/Autoren, ihr beruflicher Hintergrund und ihre Verbindungen zu Firmen und Organisationen (mögliche Interessenkonflikte) sind genannt.
Für wen erstellt?	Es wird dargestellt, für welche Personengruppe die Gesundheitsinformation erstellt wurde.
Aktuell?	Es gibt eine Datums-Angabe, wann die Gesundheitsinformation erstellt wurde.
Nachvollziehbar?	Es gibt Literaturangaben, die zeigen, was die wissenschaftlichen Quellen für die genannten Gesundheitsinformationen sind (oder einen Hinweis, wo diese zu finden sind).
Verständlich?	Der Text und Grafiken/bildliche Darstellungen sind (aus meiner Sicht) verständlich.
Unvoreingenommen?	Die Sprache ist neutral, das heißt nicht wertend und nicht verunsichernd.
Fakten & Empfehlung getrennt?	Fakten und Empfehlungen sind klar getrennt, und Empfehlungen sind deutlich gekennzeichnet.
Für wen gilt was?	Unterschiede, die sich für Geschlecht, Alter und Lebenssituation ergeben, werden erklärt.
Wirkung & Nutzen?	Es wird beschrieben, wie gut eine Maßnahme wirkt und welchen Nutzen sie im Vergleich zu einer anderen oder gar keiner Maßnahme hat.
Nachteile und Alternativen?	Mögliche Risiken und Nebenwirkungen einer Maßnahme werden genannt, ebenso mögliche Alternativen zu einer Maßnahme.